**Digitalistherapie
bei
Nieren- und Leberinsuffizienz**

Herausgegeben von
N. Rietbrock und H. Kleinfelder

Digitalistherapie bei Nieren- und Leberinsuffizienz

Herausgegeben von
N. Rietbrock und H. Kleinfelder

Friedr. Vieweg & Sohn   Braunschweig/Wiesbaden

1. Die Abb. 2 des Vortrags von Rupp et al. ist entnommen: Dtsch. Med. Wschr. *105*, 848—850 (1980).
2. Ferner ist eine Reihe von Abbildungen im Vortrag von Kuhlmann dem Buch „Digitalistherapie bei Herzinsuffizienz" entnommen (Urban & Schwarzenberg Verlag, München — Wien — Baltimore 1981): Abb. 9: S. 159; Abb. 11: S. 148; Abb. 12: S. 127; Abb. 15: S. 136.
Die Literaturstellen sind angegeben, falls die Abbildungen anderen Publikationen entnommen sind.

1982

Satz: Friedr. Vieweg & Sohn, Wiesbaden

ISBN 978-3-322-98763-1   ISBN 978-3-322-98762-4 (eBook)
DOI 10.1007/978-3-322-98762-4

Inhaltsverzeichnis

Autorenverzeichnis

Univ.-Doz. Dr. J. Bonelli
Innere Abteilung des St. Elisabeth Krankenhauses
Landstraßer Hauptstr. 4a
A-1030 Wien

Prof. Dr. H. Brass
2. Medizinische Klinik
Städtische Krankenanstalten
Bremserstr. 79
6700 Ludwigshafen

Dr. D. Glöckler
2. Medizinische Klinik
Städtische Krankenanstalten
Bremserstr. 79
6700 Ludwigshafen

Prof. Dr. H. Kleinfelder
3. Medizinische Klinik der Städt. Krankenanstalten
Flurstr. 17
8500 Nürnberg

Priv.-Doz. Dr. K.-D. Kolenda
2. Medizinische Klinik und Poliklinik der Universität
Metzstr. 53—57
2300 Kiel

Priv.-Doz. Dr. J. Kuhlmann
Medizinische Universitätsklinik Würzburg
Josef-Schneider-Str. 2
8700 Würzburg

Dr. Christoph Maier
Abteilung Anaesthesiologie der Universitätskliniken Kiel
2300 Kiel

Univ.-Doz. Dr. H. Rameis
Abteilung Klinische Pharmakologie der
1. Medizinischen Universitätsklinik
Lazarettgasse 14
A-1090 Wien 9

Prof. Dr. N. Rietbrock
Abteilung Klinische Pharmakologie
Klinikum der -Johann-Wolfgang-Goethe-Universität
Theodor-Stern-Kai 7
6000 Frankfurt 70

Dr. M. Rupp
Medizinische Klinik des Krankenhauses Hetzelstift
6730 Neustadt/Weinstraße

„Das Digitalispräparat ist das beste, das
— der jeweiligen Situation angepaßt —
eine günstige Wirkung erreicht, ohne die
Risiken einer Digitalisintoxikation heraufzubeschwören."

Kleinfelder

Vorwort

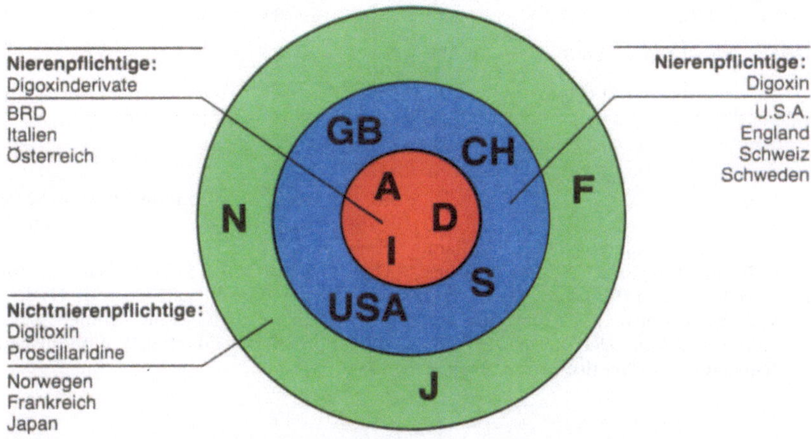

Abb. 1: Erläuterungen siehe Text.

Seit mehr als 100 Jahren werden Reinglykoside in der Therapie der Herzinsuffizienz eingesetzt. Die Vielzahl der in der Bundesrepublik verwendeten Glykoside ist erstaunlich, zugleich aber bedrückend. Es gibt Länder, in denen die Derivate des Digoxins marktbestimmend sind, andere Länder, die nach wie vor Digoxin benutzen (Abb. 1), offenbar weil Sprachbarrieren verhindert haben, bestimmte Bedürfnisse nach neueren Präparaten zu wecken. Es gibt ferner Länder, wo Digitoxin bis zu 90 % und mehr verwendet wird, und schließlich gibt es ein Land, nämlich Japan, wo Digitalisglykoside praktisch keine Rolle spielen und man Proscillaridin bevorzugt. In den Ländern, wo Digoxinderivate zu mehr als 70 % das Hauptkontingent der Verschreibung darstellen, hat der langfristige Einfluß der Werbung Digoxin und Digitoxin fast verdrängt. Was bei der Werbung Überzeugung oder konsumierte Information ist, ist natürlich sehr schwer zu entscheiden. Auffallend ist, daß in den vergangenen Jahren bestimmte Informationen bevorzugt vermittelt wurden, wie z. B. Daten über Bioverfügbarkeit bzw. Resorptionsquoten. Sehr geschickt hat die

Werbepsychologie solche Mechanismen aufgegriffen, welche bei dem Arzt die Erfüllung eines bestimmten Sicherheitsbedürfnisses mit einem entsprechenden Konsum bewirkt haben. Nur hat die Häufigkeit der Digoxinintoxikationen trotz Einführung der Reinglykoside und Verbesserung der Bioverfügbarkeit seit mehr als 100 Jahren nicht abgenommen. Ende des 18. und zu Beginn des 19. Jahrhunderts wurde in England und Amerika in sechs Studien nachgewiesen, daß die Intoxikationsquote bei Anwendung von Digitalisblätterzubereitungen (Dekokt, Infus, Tinktur, deren Inhaltsstoffe u. a. Gitaloxin, Gitoxin, Digitoxin und Verodoxin sind) bei 20 % liegt (Tab. 1). Erst eine strenge Kontrolle der Glykosidbehandlung, eine Überprüfung der Serumkonzentrationen und damit verbunden eine Reduzierung der Dosis haben bewirkt, daß die Intoxikationsquote mit Digitoxin nicht mehr bei 20 % liegt sondern auf 3 bis 5 % gesenkt werden konnte. Demgegenüber ist es bis heute nicht gelungen, die Digoxin-Intoxikationsquote unter vergleichbaren Bedingungen entsprechend zu senken. Dies beruht auf zwei Gründen, nämlich, daß Digoxin bevorzugt mit der Niere

Tab. 1: Häufigkeit von Therapieerfolg und Nebenwirkungen von Digitalis in den frühesten klinischen Studien (1785–1818)

	Digitaliszubereitung	Anzahl der Patienten	Therapeutische Erfolgsquote (%)	Intoxikationsquote (%)
Withering (1785)	Dekokt, getrocknete Blätter, Infus	15 35 78	80 77 69	55 14 19
Jackson (1790)	Infus	11	73	9
Quin (1790)	Infus	11	46	18
Maclean (1810)	Infus	94	83	16
Ferriar (1816)	nicht spezifiziert	29	45	21
Blackall (1818)	Infus und Tinktur	35	71	17

Literatur

J. Worth Esters and Paul Dudley White, "William Withering and the Purple Foxglove", Scientific American, 212 (June 1965), 110–119. John Ferriar, Medical Histories and Reflections, 1st American ed. (Philadelphia, Thomas Dobson, 1816), pp. 18–30, 212. Charles William Quin, A Treatise in the Dropsy of the Brain ... (London, J. Murray and W. Jones, 1790). John Blackall, Observations on the Nature and Cure of Dropsies (London, Longman, Hurst, Reese, Orme, and Brown, 1818). L. Maclean, An Inquiry into the Nature, Causes, and Cure of Hydrothorax (Hartford, 1814). Hall Jackson, „Some Cases of the Administration of the Foxglove", unpublished manuscript, 1790.

ausgeschieden wird und bei älteren Menschen mit eingeschränkter Nierenfunktion stärker kumuliert als bei jüngeren. Eine Herabsetzung der Intoxikationsquote wäre dann zu erreichen, wenn man die Nierenfunktion bei Verwendung von Digoxin und Derivaten einer engmaschigen Kontrolle unterwerfen und die Dosis dem Grad der Niereninsuffizienz anpassen würde. Ferner hat die Einführung von β-Methyldigoxin in die Therapie dazu geführt, daß bei gleichzeitigem Vorliegen einer Leberinsuffizienz in einzelnen Fällen mit Komplikationen gerechnet werden muß. Schließlich sind Interaktionen bei gleichzeitiger Gabe von Digoxin und Derivaten mit anderen Pharmaka eher zu befürchten als bei Verwendung des Digitoxins.

Wir müssen uns weiterhin intensiv mit dieser Substanzklasse beschäftigen. Erkenntnisse der letzten Jahre sind noch teilweise vorläufig und teilweise theoretisch zu betrachten. Wenn wir uns dies immer vor Augen halten, nämlich das Wissen darum, daß auch gesicherte Erkenntnisse im Einzelfall zu relativieren sind, werden wir die Therapie mit Digitalisglykosiden so risikoarm wie nur möglich halten können.

N. Rietbrock, Frankfurt

Der Stellenwert von Digitalis in der Therapie der chronischen Herzinsuffizienz

H. Kleinfelder

In Anbetracht ihrer 200 Jahre alten Geschichte sollte die Digitalistherapie eigentlich kein Thema mehr sein. Es gehört sicher zu den intellektuellen Reizen unseres ärztlichen Berufes, daß wir uns nicht nur immer mit neuen diagnostischen Verfahren und therapeutischen Erkenntnissen auseinandersetzen müssen, sondern daß auch das Altgewohnte, das als sicherer geistiger Besitz Geltende, immer wieder in Frage gestellt wird und eines unvoreingenommenen Überdenkens bedarf.

Diese Feststellung gilt im besonderen Maße für den therapeutischen Umgang mit Digitalisglykosiden, da uns die letzten Jahre eine Fülle von neuen Erkenntnissen auf diesem Gebiet gebracht haben.

Wenn wir vom günstigen Effekt des Digitalis in der Behandlung und der Vorbeugung von supraventrikulären Rhythmusstörungen und der schnellen Form der absoluten Arrhythmie absehen, so stellt die übliche Indikation für die Digitalismedikation das Vorliegen einer Herzinsuffizienz dar.

In ihrer manifesten Form bildet diese im allgemeinen keine diagnostischen Probleme. Eine Indikation für die Anwendung der Digitalisglykoside stellt aber auch die Belastungsinsuffizienz des Herzens dar, d.h. ein Zustand, bei dem der Anstieg des Auswurfsvolumens des linken Herzens nicht der Belastung entspricht und es dadurch zu einem vorübergehenden Anstieg des linksventrikulären Füllungsdruckes kommt. Das wesentliche und führende Symptom dieser Belastungsinsuffizienz des Herzens ist die Belastungsdyspnoe. Gerade im ansteigenden Lebensalter können wir eine solche Belastungsinsuffizienz infolge der Zunahme der Grunderkrankungen, z.B. einer Hypertonie oder einer koronarsklerotischen Herzerkrankung, in häufigem Maße erwarten.

Wir finden aber auch im höheren Alter oft eine Zunahme der Belastungsdyspnoe durch extrakardiale Erkrankungen. Denken wir nur an das Emphysem als Folge einer chronisch obstruktiven Lungenerkrankung oder an einen einfachen Trainingsmangel. Jedem von uns sind Überlegungen geläufig, daß man selbst unter Zuhilfenahme einer Thoraxuntersuchung häufig nicht klar entscheiden kann, ob bei einer gewissen Größenzunahme des Herzens schon ein kardialer Faktor dieser Belastungsinsuffizienz vorliegt.

Es bleibt in solchen Fällen oft nur die probatorische Therapie mit Digitalisglykosiden, evtl. zusätzlich mit Saluretika, um vom Erfolg oder Mißerfolg einer solchen Therapie auf die Genese der Belastungsdyspnoe zu schließen.

Von der Vorstellung, daß das Herz eines jeden älteren Menschen belastungsinsuffizient und deshalb digitalisbedürftig sei, sollte man sich lösen.

Vielleicht sind solche falschen Vorstellungen u.a. die Voraussetzungen dafür, daß in der Bundesrepublik die Anzahl der mit Herzglykosiden behandelten Patienten unverhältnismäßig hoch ist. Rietbrock et al. haben erst kürzlich daraufhingewiesen, daß die Anzahl der digitalisierten Patienten in der Bundesrepublik mit 4 Mill. etwa so groß ist wie in 6 großen europäischen Ländern zusammen, und daß in den Vereinigten Staaten mit einer 3 mal größeren Bevölkerung nur 2 Mill. unter einer Digitalistherapie stehen (1).

Völlig mit Recht zieht Rietbrock daraus die Schlußfolgerung, daß bei uns eine große Anzahl von Patienten ohne hinreichende Indikation mit Digitalis behandelt wird. Diese Feststellung ist nicht nur interessant im Hinblick auf die begrenzte und in Zukunft noch begrenztere Zuwachsrate des zugeteilten Arzneimittelbud-

1

gets, sondern vermittelt ein beängstigendes Gefühl mit der Feststellung, daß die Häufigkeit der Digitalisintoxikation wohl in linearer Relation zur Anzahl der mit Digitalis behandelten Patienten stehen dürfte.

Die geringe therapeutische Breite der Digitalisglykoside bringt es mit sich, daß deren Anwendung mit einer relativ hohen Nebenwirkungsrate belastet ist.

Die Symptome der Digitalisintoxikation sind extrakardialer und/oder kardialer Natur (Tab. 1).

Unter den extrakardialen Intoxikationszeichen stehen gastrointestinale Störungen in Form von Appetitlosigkeit oder Übelkeit im Vordergrund; manchmal kommt es auch zu Durchfällen und abdominellen Schmerzen; daneben werden bei schweren Intoxikationen auch Allgemeinsymptome wie Müdigkeit und körperliche Schwäche beobachtet. Das Auftreten zentral-nervöser Symptome wie Schlaflosigkeit, Apathie, Sehstörungen, Desorientiertheit und Psychosen scheinen bei denjenigen Digitalispräparaten häufiger zu sein, die sich infolge einer starken Lipophilie stärker im Gehirn anreichern.

Die kardialen Symptome einer Digitalisintoxikation (Tab. 2) sind Leitungs- und Reizbildungsstörungen auf den verschiedenen Ebenen, wie SA-Block, einschließlich Sinusstillstand, ausgesprochene Bradykardie bei Vorhofflimmern, AV-Block 1. bis 3. Grades und Rhythmusstörungen in Form von ventrikulären Extrasystolen unifokalen oder multifokalen Ursprungs, Bigeminus, paroxysmale Vorhoftachykardie mit AV-Block und schließlich eine Kammertachykardie und Kammerflimmern. Die am häufigsten auftretenden EKG-Veränderungen sind dabei AV-Block 1. Grades, ventrikuläre Extrasystolen und AV-Block 2. Grades vom Typ der Wenkebach'schen Periodik.

Tödlich verlaufen nach schon länger zurückliegenden Untersuchungen 3 bis 21 %, im Durchschnitt 11 %, der Digitalisintoxikationen, wobei man allerdings davon ausgehen muß, daß es sich bei diesen stationär aufgenommenen Patienten immer um schwerere Formen einer Digitalisintoxikation gehandelt haben muß. Die terminale Rhythmusstörung ist fast regelmäßig das Kammerflimmern.

Die Häufigkeit der Digitalisintoxikation und deren keineswegs immer harmloser Verlauf läßt uns nach Wegen suchen, die Therapie mit Digitalisglykosiden sicherer zu machen. Hierbei drängt sich die Frage nach der Wahl des Präparates und der geeigneten Dosierung geradezu auf. Dazu ein kurzer historischer Rückblick:

In den Nachkriegsjahren wurde in der Bundesrepublik Deutschland vor allem Digitoxin eingesetzt: als junger Assistent habe ich damals miterlebt, wie vor allem unter dem großen Einfluß meines Lehrers Wollheim die bis dahin

Tab. 1: Extrakardiale Symptome der Digitalisintoxikation

> *Gastrointestinale Symptome:*
> Appetitlosigkeit
> Übelkeit
> Erbrechen
> Durchfälle
> Abdominelle Schmerzen
>
> *Allgemeine Symptome:*
> Müdigkeit
> Allgemeine Schwäche
>
> *Zentralnervöse Symptome:*
> Sehstörungen
> Unruhe
> Schlaflosigkeit
> Psychosen
> Apathie
> Desorientiertheit

Tab. 2: Kardiale Zeichen der Digitalisintoxikation

> SA-Block, Sinusstillstand
> Bradykardes Vorhofflimmern
> Paroxysmale Vorhoftachykardie mit AV-Block
> Knotenrhythmus
> AV-Block 1. bis 3. Grades
> ventrikuläre Extrasystolen
> — unifokal
> — multifokal
> Bigeminus, Trigeminus
> Kammertachykardie
> Kammerflimmern

noch häufig ausgeübte Strophantin-Therapie von Digitoxin abgelöst wurde. Ab Mitte der 50er Jahre wurde dessen Platz zunehmend von Digoxin eingenommen, nachdem mit seinen azetylierten und methylierten Derivaten eine konstante Resorption bei oraler Applikation gesichert erschien und man dem Digoxin gegenüber dem Digitoxin den Vorzug einer besseren Steuerbarkeit einräumte. In anderen Ländern, wie in Frankreich und in Skandinavien, behielt Digitoxin seine dominierende Stellung.

Wenn ich auf eine Zusammenstellung von Rietbrock und Mitarb. über die Häufigkeit der Intoxikationen unter Behandlung mit Digoxin zurückgreife, so sehen wir, daß Intoxikationen in einem Prozentsatz von 15 bis 27,5 % beobachtet werden (Tab. 3) (1).

Demgegenüber zeigen Untersuchungen von Patienten, die mit Digitoxin behandelt wurden, eine viel geringere Intoxikationshäufigkeit:

Storstein et al. aus Norwegen stellten eine solche in 5,8 % (3) und Baligadoo und Chiche — bei einem sehr großen Patientengut von über 2000 Fällen — nur in 3,2 % der Fälle fest (Tab. 4) (4).

Der deutliche Unterschied zwischen beiden Gruppen ist wohl darauf zurückzuführen, daß Storstein und Mitarbeiter ihre Patienten bei Aufnahme in die Klinik untersuchten und diese im allgemeinen wohl kränker waren als die von Baligadoo und Chiche, die die Untersuchung bei ambulant behandelten Patienten vorgenommen haben.

Die unter der Applikation von Digoxin im Verhältnis zu Digitoxin 3—5 mal so hohe Intoxikationsquote spricht gerade nicht für die lange Zeit in Anspruch genommene „gute Steuerbarkeit" dieses Pharmakons und läßt uns die Frage stellen, ob man den Begriff der Steuerbarkeit nicht durch den des geringeren oder höheren Risikos ersetzen sollte.

Das höhere Risiko einer Intoxikation bei der Anwendung von Digoxin ist vor allem durch das Vorliegen einer renalen Insuffizienz bedingt. Eine Einschränkung der Nierenfunktion bedeutet bei dem vorwiegend renal eliminierten Digoxin eine verzögerte Ausscheidung der Substanz und damit eine Retention mit Anstieg des Plasmaspiegels. Es ist deshalb nicht überraschend, daß mit etwa 70 % der Fälle eine Nie-

Tab. 3: Intoxikationshäufigkeit bei der Behandlung der Herzinsuffizienz mit Digoxin (nach 1)

Autoren	Patienten	Intoxikationen	Prozentsatz
Shapiro et al. (1969)	441	81	18,4
Hurwitz and Wade (1969)	192	37	19.3
Beller et al. (1971)	93	23	24.7
Evered and Chapman (1971)	108	22	21,6
Howard et al. (1973)	86	13	15,0
Lichey et al. (1977)	145	29	20,0
Follath u. Roth (1980)	230	46	20,0
v. Arnim et al. (1980)	295	81	27,5
Total	1 631	341	20,9

Tab. 4: Intoxikationshäufigkeit bei der Behandlung der Herzinsuffizienz mit Digitoxin

	Patienten	Intoxikationen	%
Storstein et al. (1977)	649	39	5,8
Baligadoo and Chiche (1981)	2 120	68	3,2

reninsuffizienz die häufigste Ursache der Digoxinintoxikation darstellt (5, 6). Wenn nachgewiesen ist, daß bei älteren Patienten über 65 Jahre bei Verwendung von Digoxin häufiger Intoxikationserscheinungen auftreten als bei jungen Menschen, so erklärt sich das auch dadurch, daß mit dem Anstieg des Lebensalters die Kreatininclearance und damit die Clearance von Digoxin zurückgeht (5—7). Gleichzeitig nimmt im Alter auch die Muskelmasse und dadurch ein wesentlicher Anteil des Digitalisverteilungsvolumens ab.

Lassen Sie mich kurz zu diesem Problem einige Beispiele aus der Praxis berichten. Eine damals 70jährige Dame hatte ich vor 10 Jahren wegen einer mäßigen kardialen Dekompensation auf eine Tagesdosis von 0,2 mg Acetyldigoxin bei gleichzeitiger Applikation von Diuretika eingestellt. Die Patientin hielt sich fast über ein Jahrzehnt recht gut, es war nur eine allmählich leichte Erhöhung der Diuretikadosis notwendig. Inzwischen 80 Jahre geworden, erschien sie vor kurzem mit der Angst, daß sie einen Krebs haben müsse, weil sie in letzter Zeit keinerlei Appetit mehr habe und an Gewicht verloren habe. Ich bestimmte nur zwei Größen, den Digoxinspiegel und den des Kreatinins im Serum. Der erste Wert betrug 2,2 ng/ml, der letzte 1,6 mg%.

Nach einigen Tagen Digitalispause und Umstellung auf Digitoxin hat sich der Appetit wieder vollkommen eingestellt.

Die Abb. 1 zeigt das Diagramm einer 90jährigen Patientin, die wegen schweren Erbrechens und Gewichtsreduktion zur stationären Aufnahme kam. Die nur noch 45 kg schwere Patientin hatte einen Kreatininspiegel von 1,2 mg%, also ganz leicht oberhalb der Norm. Man kann wirklich nicht behaupten, daß der Hausarzt mit einer Dosis von 0,1 mg Acetyldigoxin täglich nicht vorsichtig dosiert hätte. Trotzdem fand sich eine Erhöhung des Digoxinspiegels auf 5,3 ng/ml, und es dauerte fast 8 Tage, bis der Digoxinspiegel zum oberen therapeutischen Bereich zurückkehrte.

Digitoxin hat beim Vorliegen einer Niereninsuffizienz dem Digoxin gegenüber den großen Vorteil, daß es nicht kumuliert. Zwar werden auch Digitoxin und seine Metaboliten zu 40 % durch die Niere ausgeschieden, beim Vorliegen einer Niereninsuffizienz wird jedoch die verminderte renale Exkretion durch die Zunahme der extrarenalen Ausscheidung ausreichend kompensiert (8, 9). In detaillierter Form werden Sie über diese Probleme in den folgenden Referaten unterrichtet.

Das praktische Vorgehen bei der Dosierung von Digitalispräparaten hat zum Ziel, in einer angemessenen Zeitspanne in den therapeutischen Bereich zu kommen und diesen zu erhalten, ohne eine Glykosidintoxikation heraufzubeschwören. Unter normalen Umständen dürften wir dieses Ziel auch erreichen, ohne eine wiederholte Bestimmung der Digitaliskonzentration im Serum vorzunehmen, die diese Therapieform ja nicht unwesentlich verteuert.

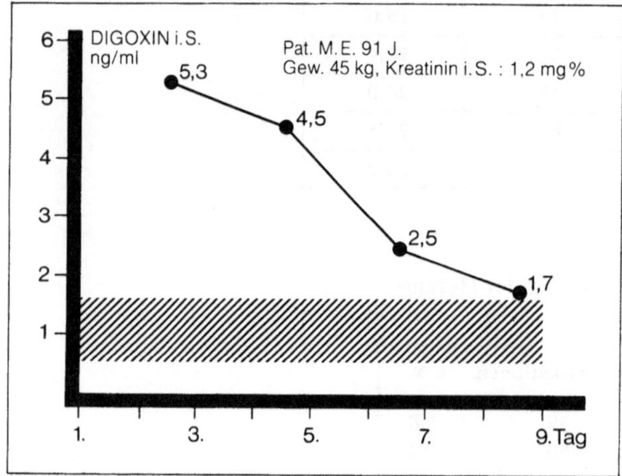

Abb. 1: Beispiel einer Digitalisintoxikation unter einer Tagesdosis von 0,1 mg Acetyl-Digoxin

Wir unterscheiden im allgemeinen eine Aufsättigungsdosis und eine Erhaltungsdosis.

Die Tab. 5, zitiert nach Rietbrock (10), zeigt die bei den Digitalispräparaten zur Anwendung kommenden Dosierungen. Die Aufsättigungsphase beträgt im allgemeinen 2 bis 3 Tage, der dann die Dauermedikation folgt. Der Absicht folgend, die Therapie und damit die Arzneimitteleinnahme möglichst unkompliziert zu gestalten, kann man bei ambulanten Patienten, bei denen ein schneller Wirkungseintritt nicht erforderlich ist, bei Digoxinpräparaten auch auf eine Aufsättigung verzichten und gleich mit der Erhaltungsdosis beginnen. Nach Ablauf einer Woche ist auch bei diesem Vorgehen ein ausreichender Plasmaspiegel nachweisbar. Bei Anwendung des Digitoxins kann allerdings auf eine Aufsättigung nicht verzichtet werden.

In Tab. 6 sehen wir einige wesentliche Unterschiede zwischen Digoxin und Digitoxin. In Tab. 7 sind die Faktoren zusammengestellt, die eine Digitalisintoxikation begünstigen.

Eine Fehldigitalisierung liegt auch dann vor, wenn eine Unterdigitalisierung besteht und somit das therapeutische Ziel nicht erreicht wird. Wir wissen alle um die Schwierigkeiten einer zuverlässigen, regelmäßigen Medikamenteneinnahme — vor allem im Falle einer Langzeitbehandlung. Nach Untersuchungen von Weintraub und Mitarbeitern muß bei etwa einem Drittel der Patienten mit einer ungenügenden Therapiedisziplin gerechnet werden (11).

Hess weist völlig zu Recht daraufhin, daß die Schuld dafür nicht ausschließlich beim Patienten liegt, sondern daß die ärztliche Beratung des Patienten im Hinblick auf eine gewissenhafte Medikamenteneinnahme gerade bei der Digitalistherapie oft zu wünschen übrig läßt (12).

Wenn wir im Vergleich daran denken, wie viel Mühe wir aufwenden, einem Patienten die Antikoagulantienbehandlung zu erklären, ihn auf mögliche Arzneimittelinteraktionen aufmerksam machen, ihn mit allen möglichen Verhaltungsmaßregeln versehen, so müssen wir dieser Ansicht wohl Recht geben.

Tab. 5: Dosierungsschema bei oraler Digitalisapplikation

Glykosid	Aufsättigung		Erhaltungsdosis (mg)	
	Dauer in Tagen	Dosis (mg)	unter 70 J.	über 70 J.
Digoxin	2	0,75	0,375	0,25
β-Acetyl-Digoxin	2	0,60	0,30	0,20
β-Methyl-Digoxin	2	0,40	0,20	0,15
Digitoxin	2	0,40 (0,50)	0,10	0,10*

* evtl. mit Wochenendpause oder 0,07 mg täglich.

Tab. 6: Unterschiede zwischen Digoxin und Digitoxin

	Digoxin	Digitoxin
Resorption	60—80 %	über 90 %
Halbwertzeit	30—40 St.	über 100 St.
Anpassung der Dosis bei Niereninsuffizienz	notwendig	nicht notwendig
Aufsättigung	oft nicht notwendig	notwendig

Tab. 7: Begünstigende Faktoren einer Digitalisintoxikation

1. Niereninsuffizienz (Digoxin)
2. Hohes Lebensalter
3. Geringes Körpergewicht
4. Elektrolytstörungen: Hypokaliämie (Saluretika) Hypercalzämie
5. Hormonelle Einflüsse (Hypothyreose)
6. Schwere ischämische Herzerkrankung, Myokarditis, Cor pulmonale
7. Schwere kardiale Insuffizienz, sehr großes Herz

Sind die Digitalisglykoside auch nach wie vor der Eckpfeiler in der medikamentösen Behandlung der Herzinsuffizienz, so ist festzustellen, daß diese Therapie auf das Wirksamste durch anderen Behandlungsmethoden in Situationen unterstützt wird, in denen Digitalis allein zur Rekompensation der Herzinsuffizienz nicht mehr ausreicht.

Diese medikamentösen Verfahren sind in erster Linie der Einsatz von Saluretika (Tab. 8), dann von Vasodilatatoren (Tab. 9), einschließlich positiv inotroper Substanzen, deren Applikation allerdings bisher nur als intravenöse Infusion infrage kommt und deshalb auf die Klinik beschränkt bleibt. Die Anwendung von Saluretika ist für die Therapie der chronischen Herzinsuffizienz von ähnlich großer Bedeutung wie die von Digitalis, und ich schätze, daß der Einsatz von Digitalis, im gegebenen Fall ergänzt durch Saluretika, ausreicht, um 80 % unserer herzinsuffizienten Patienten ausreichend zu behandeln.

Es gibt sogar eine Reihe von Stimmen, vor allem im angloamerikanischen Schrifttum, die in der Langzeitbehandlung der Herzinsuffizienz der alleinigen Therapie mit Saluretika gegenüber der Digitalisbehandlung den Vorzug geben mit dem Hinweis, daß die Wirkung der Digitalisglykoside bei Vorliegen eines Sinusrhythmus begrenzt sei und durch ein solches Vorgehen die häufigen Digitalisintoxikationen vermieden werden können (8, 14, 15).

Wenn sich eine solche Tendenz — wohl mit Recht — nicht durchsetzen konnte, so bleibt doch zu bemerken, daß in bestimmten Fällen einer nicht zu schweren Herzinsuffizienz, bei denen eine gleichzeitige Neigung zur Bradykardie die Anwendung von Digitalisglykosiden problematisch macht, wenigstens der Versuch einer alleinigen Therapie mit Saluretika gerechtfertigt ist. Die Alternative würde sonst die Implantation eines Schrittmachers bedeuten, unter dessen Schutz eine ausreichende Digitalisierung durchgeführt werden kann.

Im allgemeinen ist man geneigt, die Anwendung von Saluretika auf solche Patienten zu beschränken, bei denen bereits Symptome einer manifesten Herzinsuffizienz nachweisbar sind. Es sei hier aber an die Tatsache erinnert, daß man immer wieder erstaunt ist, daß Patienten 3 bis 4 Liter Ödemflüssigkeit unter saluretischer Therapie ausschwemmen, ohne daß vorher manifeste Ödeme nachweisbar waren.

Die Anwendung von Saluretika bringt die Gefahr einer Hypokaliämie mit sich, die das Herz für das Auftreten einer Digitalisintoxikation sensibilisiert. Anstelle von Kaliumsubstitutionspräparaten, die oft ungern von Patienten genommen werden, ist die gleichzeitige Gabe von kaliumretinierenden Aldosteronantagonisten, also von Spironolactone oder von kaliumsparenden Diuretika, wie Triamteren oder Amilorid meist günstiger, jedoch auch teurer. Aber auch die gemeinsame Applikation eines Diuretikums, z.B. eines Thiazids, und einer solchen kaliumsparenden Substanz befreit uns nicht von der Pflicht, den Elektrolythaushalt, besonders in der Einstellungsphase eines Patienten, zu kontrollieren. Beim Vorliegen einer Niereninsuffizienz droht bei Applikation von Aldosteronantagonisten oder kaliumsparender Diuretika die Gefahr einer Hyperkaliämie. Die Herabsetzung der Glukosetoleranz bei latentem oder manifestem Diabetes mellitus, eine Verminderung der Harnsäureausscheidung und die damit mögliche Provokation eines Gichtanfalles bei entsprechenden Patienten und eine

Tab. 8: Saluretika bei Herzinsuffizienz

1. Schleifendiuretika
   - Furosemid
   - Etacrynsäure
2. Thiazide
   - Hydrochlorothiazid, Trichlormethiazid
   - Thiabutazid
3. Benzothiadiazine
   - Chlorthalidon
   - Mefrusid
   - Xipamid
4. Aldosteronantagonisten
   - Sprironolacton
5. Kaliumsparende Diuretika
   - Triamteren
   - Amilorid

Tab. 9: Vasodilatatoren

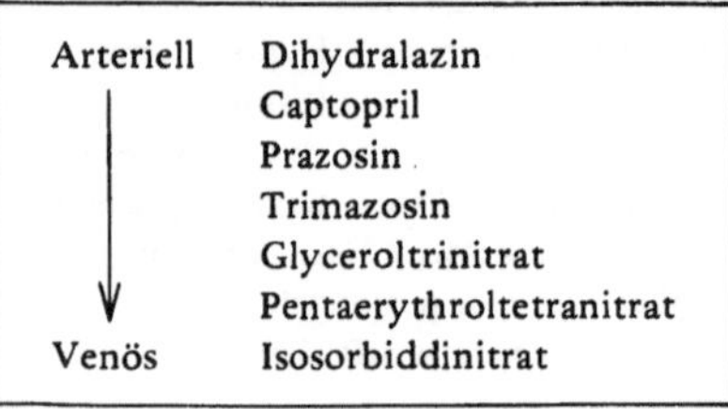

Thrombosegefährdung durch eine forcierte Diurese sind weitere Risiken der diuretischen Therapie. Nach verschiedenen Untersuchungen können Thiazide zur Erhöhung der Cholesterin- und Triglyceridspiegel im Serum führen (16–19). Auch ist das Risiko des Entstehens einer Cholelithiasis unter einer Thiazidtherapie doppelt so hoch wie normal (20). Es ist ein immer wieder zu beobachtendes Phänomen, daß die nach erfolgter Rekompensation des Herz-Kreislauf-Systems anfangs für notwendig erachtete Dosis an Saluretika sich auf längere Sicht als zu hoch erweist und im weiteren Verlauf der Behandlung zurückgenommen werden kann, bzw. zurückgenommen werden muß. Verurteilen wir den Kliniker nicht gleich als Nichtskönner, wenn uns eine Therapieempfehlung erreicht, die man in der Klinik während einer natürlich zwangsläufig relativ kurzen Beobachtungsperiode als adäquat ansah, die aber mit der Besserung der Hämodynamik des Herzens auf längere Sicht sich als zu hoch herausstellt! Neben der Kontrolle der Elektrolyte ist die am besten vom Patienten selbst durchzuführende kontinuierliche Gewichtskontrolle und das Aufzeichnen des Körpergewichts die beste Maßnahme, um eine Über- oder Unterdosierung von Diuretika zu vermeiden. Eine Therapie mit Digitalis und Diuretika ist in der weitaus überwiegenden Mehrzahl der Fälle mit Herzinsuffizienz geeignet, eine hinreichende Auswurfleistung des Herzens wieder herzustellen. Zu irgendeinem Zeitpunkt im Krankheitsverlauf des Patienten, früher oder auch später, kann diese Therapie eventuell nicht mehr ausreichend sein. Bei diesem Stand der zunehmenden Insuffizienz, die durch eine Digitalis- und Diuretikatherapie nicht mehr zu beseitigen ist, ist die Therapie mit vasodilatatorisch wirksamen Substanzen angezeigt.

Die Wirkung der Vasodilatatoren setzt nicht am Herzen selbst an, sondern wird erreicht durch eine Senkung der Vorlast oder der Nachlast des Herzens. Während das suffiziente Herz nach dem Frank-Starling-Mechanismus sein Schlagvolumen nach der Vorbelastung korrigiert, ist das insuffiziente Herz dazu nicht mehr in der Lage. Es kommt dann — zunächst vorübergehend bei körperlicher Belastung — zu einer Erhöhung des enddiastolischen Druckes und des enddiastolischen Volumens des linken Ventrikels und damit zu einer Zunahme des Sauerstoffbedarfs der Herzens.

Nitroglycerin und die organischen Nitratester, wie z. B. Isosorbiddinitrat, haben eine laxierende Wirkung auf die glatte Gefäßmuskulatur vor allem im venösen Bereich, weniger im arteriellen Sektor, und reduzieren somit das linksventrikuläre Füllungsvolumen und den linksventrikulären Füllungsdruck und damit den Sauerstoffbedarf des Herzens. Da diese Verbindungen — wenn auch in geringerem Maße — auf das arterielle System wirken, führen sie gegebenenfalls auch zu einer Zunahme des Schlagvolumens (21–23). Demgegenüber hat der Einsatz von vasodilatierenden Verbindungen, die vornehmlich im arteriellen Schenkel des Gefäßsystems angreifen, eine Steigerung des bei der Herzinsuffizienz herabgesetzten Herzzeitvolumens zur Folge. Das Absinken des Schlagvolumens im Gefolge der Herzinsuffizienz führt zu einer sympathisch-adrenalen Aktivierung und dadurch zu einer Erhöhung des peripheren arteriellen Gefäßwiderstandes.

Dieser homöostatische Regulationsmechanismus ist geeignet, die Herz- und Gehirndurchblutung auf Kosten der Durchströmung der Nieren, der Muskel und der Haut aufrechtzuerhalten. Die aus diesem Mechanismus resultierende Engstellung des Gefäßsystems führt aber zu einer stärkeren Nachbelastung des Herzens und damit zu einer weiteren Einschränkung des Schlagvolumens. Dieser circulus vitiosus — Abnahme des Schlagvolumens, erhöhter sympathisch-adrenaler Tonus, erhöhte Nachbelastung und weiteres Absinken des Schlagvolumens — wird durch diese auf der arteriellen Ebene angreifenden dilatierenden Medikamente durchbrochen.

Die Reihe der zur Anwendung kommenden Vasodilatatoren geht also von vorwiegend venös angreifenden Substanzen zu Verbindungen, die sowohl auf der venösen wie der arteriellen Ebene angreifen, und schließlich zu solchen, die allein den arteriellen Sektor beeinflussen.

Eine besondere Rolle in der Therapie mit Vasodilatantien scheint das Captopril einzunehmen. Aufgrund des eben aufgezeigten Mechanismus, mittels dessen ein vermindertes Auswurfvolumen bei der Herzinsuffizienz zur einer Aktivierung des Renin-Angiotensin-Aldosteronsystems und damit zu einem erhöhten Gefäßwiderstand führt, greift Captopril als Angiotensinaseblocker unmittelbar in diesen Mechanismus ein, indem es die Umwandlung von Angiotensin I in Angiotensin II hemmt.

Die bisher vorliegenden Berichte schildern eine dramatische Besserung der Herzinsuffizienz unter Captopril. So sahen Dzau und Mitarbeiter bei 8 Patienten, die trotz Digitalisierung und hoher Dosen von Diuretika und Behandlung mit anderen Vasodilatatoren einen Dekompensationszustand des Stadiums IV aufwiesen, d.h. also in der Ruhe insuffizient blieben, bei 7 eine Besserung. Sie konnten funktionell in die Klasse II eingeordnet werden, d.h. sie wiesen nur eine mäßige Belastungsinsuffizienz aus. Es kam dabei zu einer vermehrten Perfusion der Niere mit einem Abfall des vorher erhöhten Kreatininspiegels und einem drastischen Rückgang des Plasmaaldosteronspiegels (25).

Captopril führt einmal über die Hemmung der Bildung von Angiotensin zu einer Vasodilatation im arteriellen Bereich und gleichzeitig zur Hemmung der Synthese von Aldosteron, dessen gesteigerte Sekretion bei der Herzinsuffizienz eine Rolle spielt.

Eine Einstellung der Patienten auf Captopril läßt sich zunächst nur unter klinischen Bedingungen durchführen, da einzelne Patienten — wie auch wir gesehen haben — auf die anfänglichen Dosen mit einem drastischen Blutdruckabfall reagieren.

In zunehmendem Maße werden Sie aus der Klinik solche Patienten in Ihre Praxis zurückkehren sehen. Darunter ist sicher nach unseren Erfahrungen ein Teil, dessen Überlebenschance ohne dieses Medikament auf ein Minimum geschrumpft war.

Ich habe versucht, die Stellung der Digitalisglykoside in der Behandlung der chronischen Herzinsuffizienz zu umreißen, wie sie sich in einem größeren Umfeld von wirksamen Medikamenten darstellt, die uns heute zur Verfügung stehen. Die Digitalisglykoside sind nach wie vor ein wesentlicher Bestandteil in der Behandlung der chronischen Herzinsuffizienz. Wir müssen uns bemühen, sie so wirkungsvoll wie möglich ohne erhöhtes Risiko von Digitalisintoxikationen einzusetzen.

Wenn man in meiner medizinischen Jugend sagte: das Digitalispräparat ist das beste, mit dem der Arzt am besten umzugehen versteht, so weiß ich nicht, ob dieser Satz heute noch unverändert Geltung hat. Ich möchte ihn variieren: das Digitalispräparat ist das beste, das

— der jeweiligen Situation angepaßt — eine günstige Wirkung erreicht, ohne die Risiken einer Digitalisintoxikation heraufzubeschwören.

Literatur

1. Rietbrock, N., B. G. Woodcock und K. P. Schüren: 1981 in Druck.
2. Rodensky, P. L. und F. Wassermann: Arch. intern. Med. *108* 171, (1961).
3. Storstein, O., V. Hansteen, L. Hatle, L. Hillestad und L. Storstein: Am. Heart J. *93*, 434 (1977).
4. Baligadoo, S. und P. Chiche: In: Digitalistherapie bei Herzinsuffizienz. Hrsg.: K. Kochsiek und N. Rietbrock, Urban u. Schwarzenberg München 1981.
5. Larbig, D.: Therapiewoche *25*, 48 (1975).
6. Risler, T., B. Grabensee und F. Grosse-Brockhoff: Deut. med. Wschr. *100*, 821 (1975).
7. Larbig, D. Haasis, R. und K. Kochsiek: Forum cardiologicum Nr. 15, Boehringer Mannheim 1978.
8. Ogilvie, R. J. und J. Ruedy: J. Am. med. Ass. *222*, 50 (1972).
9. Vöhringer, H. F. und N. Rietbrock: In: Digitoxin als Alternative in der Therapie der Herzinsuffizienz S. 114, F. K. Schattauer Verlag, Stuttgart — New York (1979).
10. Rietbrock, N.: Ergebnisse exp. Med. *37*, 33 (1980).
11. Weintraub, M. Y., An, W., Lasagna, L.: J. Amer. med. Ass. *224*, 481 (1973).
12. Hess, T.: Schw. med. Wsch. *111*, 455 (1981).
13. Kolenda, K.-D.: In: Digitoxin als Alternative in der Therapie der Herzinsuffizienz. Schattauer Verlag, Stuttgart — New York (1979).
14. Editorial: Brit. Med. H. 1975, 49.
15. Zatuchni, J.: Lancet 1980/II 746.
16. Ames, R. P. und P. Hill: Am. J. Med. *61*, 748 (1976).
17. Smith, W. M.: MRFIT, Research Group, Council on Epidemiology of the American Heart Association, Orlando, Florida, 13. März 1978.
18. Grimm, R. H., Leon, A. S., Hunninghake, D. und H. Blackburn: Clin. Res. *26*, 290 A (1978).
19. Ames, R. P. und P. Hill: Lancet. I 721 (1976).
20. Schnaper, R. P., A. Titz, E. Frohlich, A. Perry H. M. Ir. und B. Steele: Lancet 1977, II 295.
21. Rosenberg, L., S. Shapiro, P. Slone, D. W. Kaufmann, Miettinay und P. D. Stolly: New Engl. J. Med. *303*, 546 (1980).
22. Abrams, J.: In Gould L. und C. V. R. Reddy: Vasodilator therapy for cardiac disorders: Mount Kisco N. Y. Futura publishing 129 (1979).
23. Cohn, J. N. und J. A. Franciosa: N. Engl. J. Med. *297*, 27 (1977).
24. Petrovich, L. J., G. B. Smith, M. A. Quinones, A. V. Adyanthaya und O. K. Alexander: Circulation, A 57 + 58 Suppl. 2:II, 229 (1978).
25. Dzau, V. J., W. S. Collucci, G. W. Williams, G. Curfuran, L. Meggs und N. K. Hollenberg: New. Engl. J. Med. *202*, 1379 (1980).

Glykosidtherapie bei Niereninsuffizienz

M. Rupp, D. Glöckler, H. Brass

Herzglykoside besitzen eine geringe therapeutische Breite. Da sie eine unterschiedliche Resorption, Verteilung und Elimination aufweisen, ist die Kenntnis der einzelnen pharmakokinetischen Größen besonders bei Vorliegen einer Niereninsuffizienz von großer Bedeutung (2, 4, 5, 12, 14—17, 20—22, 24, 26, 28, 29, 32 —34, 37—40).

Voraussetzungen für eine Glykosidbehandlung bei Niereninsuffizienz sind unverändert:

1. die strenge Indikationsstellung,
2. die individuelle, dem Zustand des Patienten angepaßte Dosis,
3. die sorgfältige Beobachtung ihrer Wirkung beim Patienten unter Pulsfrequenz- und EKG-Kontrollen.

Auch bei Niereninsuffizienz sind die schnelle Flimmerarrhythmie, die supraventrikuläre Tachykardie und die Stadien III und IV der Herzinsuffizienz gesicherte Indikationen zur Glykosidbehandlung (28, 32, 34). Bei der Akutbehandlung haben neben Glykosiden die Nitrate, Vasodilatantien und Diuretika ihren besonderen Stellenwert. Sie entlasten das Herz akut entweder durch Verminderung der Vorlast (Preload) oder durch Senkung des mittleren arteriellen Druckes (Afterload) (5, 8, 10, 28, 34, 35).

Der Versuch, bei zunehmender Niereninsuffizienz und in der Präurämie durch Anhebung der Trinkmenge die Elimination harnpflichtiger Substanzen zu gewährleisten, führt zu einer Positivierung der Flüssigkeitsbilanz. Eine Unterscheidung zwischen einer Überwässerung aufgrund renaler Ausscheidungsstörungen und Stauungszeichen bei zunehmender Herzinsuffizienz ist oft nicht möglich. Bei zunehmender urämischer Intoxikation bildet sich aufgrund eines multifaktoriellen Geschehens die urämische Herzkrankheit aus mit zunehmenden Stauungszeichen (6, 7) (Abb. 1). In der Urämie fehlt dann die Urinausscheidung als Zeichen der durch eine effektive Glykosidtherapie verbesserten Herzfunktion häufig. Symptome einer Überdosierung von Glykosiden können oft nicht von Urämiezeichen differenziert werden. Im schwersten Fall entsteht akut die sogenannte Fluid lung, ein interstitielles Lungenödem, das klinisch häufig aufgrund seiner zunächst

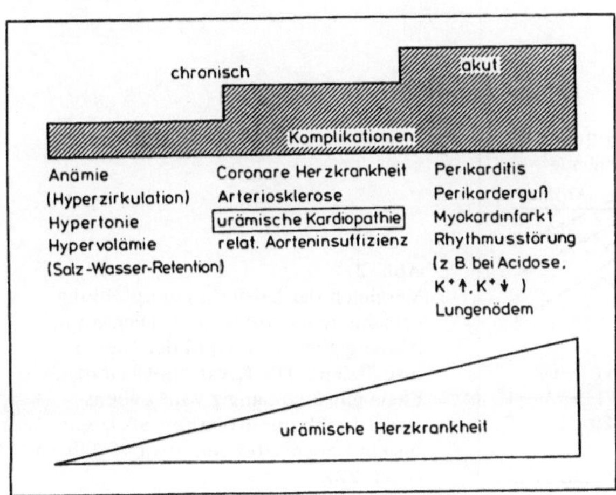

Abb. 1:
Pathogenetische Faktoren, die bei der Entstehung der urämischen Herzkrankheit wirksam werden (6, 7).

diskreten Symptomatik spät diagnostiziert wird (4—7). Bis zu diesem Zeitpunkt sollte die konservative kardiale Behandlung, besonders die Therapie mit Glykosiden voll ausgeschöpft werden. Es gilt dabei, die Vor- und Nachteile der einzelnen Glykoside sorgfältig abzuwägen (2, 4, 11, 14, 17, 20—22, 29, 32—34, 36—40).

Da das zu ca. 20 % an Albumin gebundene, polare Digoxin und seine Derivate zu 70—80 % über die Nieren eliminiert werden und eine enge Korrelation zwischen Digoxinspiegel bzw. Digoxin-Clearance und Inulin- bzw. endogener Kreatinin-Clearance nachgewiesen werden konnte (18, 33), sollten Digoxin und seine Derivate nur bei exakter Kenntnis des Ausmaßes der Niereninsuffizienz verwendet werden. Die Einschränkung der Nierenfunktion ist aber keine konstante Größe. Beim akuten Nierenversagen und bei Intensivpatienten mit sich rasch ändernder Nierenfunktion muß deshalb jeweils eine Anpassung der Dosis erfolgen. Von verschiedenen Autoren wurden unterschiedliche Dosisrichtlinien mit Anpassung der Dosis an die Abnahme der Nierenfunktion vorgeschlagen. Die Dosis sollte demnach bis auf 1/3 bei Vorliegen einer Urämie (14, 32) und nach Kramer bis auf die Hälfte der Normaldosis bei einem Kreatinin über 1,5 mg% bei allen Stadien der Niereninsuffizienz reduziert werden (21—23) (Abb. 2).

Methylproscillaridin wird offensichtlich unabhängig von der Nierenfunktion eliminiert. Es kann deshalb in einer Dosierung von 0,5 bis 0,75 mg/die auch bei stärkerer Einschränkung der Nierenfunktion ohne Dosisreduktion verabreicht werden (2, 34, 36). Die hohe Abklingquote von 37 % macht allerding eine 3mal-Dosierung pro Tag erforderlich. Die Erfahrungen mit diesem Glykosid basieren jedoch noch auf einem relativ kleinen Kollektiv.

Die Digitoxin-Therapie erfordert eine Initial-Behandlung. Bereits Digitoxin-Erhaltungsdosen von 0,04 mg/die führen nach Belz und Riedlinger zu einem deutlichen positiv inotropen Effekt (3). Mit einer Dosierung von 0,07 mg/die kann eine voll ausreichende Glykosid-Wirkung bei der Behandlung der Herzinsuffizienz erzielt werden. Storstein konnte nachweisen, daß eine Erhaltungsdosis von 0,1 mg Digitoxin an 5 oder 6 Tagen der Woche nach einer Initialdosis von 1,0 mg Digitoxin in 2 Tagen zur Rekompensation eines insuffizienten Herzens führt (37, 38). Wir haben Digitoxin ebenfalls in verminderter Dosis eingesetzt. Unter der Dosierung von 0,5 bis 0,7 mg Digitoxin pro Woche konnten wir bei allen Stadien der Niereninsuffizienz in der Regel eine Rekompensation der Herzinsuffizienz erreichen. Zur Erhöhung der Patientencompliance wurde ein Digitoxinpräparat mit einer Einzeldosis von 0,07 mg (Digimerck® minor) in die Therapie eingeführt. Damit werden diese allgemeinen Erfahrungen bei der Festlegung der Einzeldosis berücksichtigt (11, 14, 16, 17, 20, 26, 28, 29, 32, 34, 37—39). Es empfiehlt sich nach wie vor eine Initialbehand-

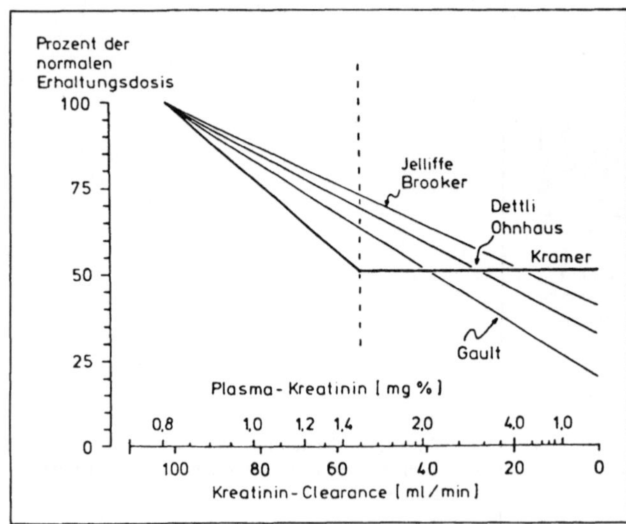

Abb. 2:
Vergleich der Dosierungsempfehlung verschiedener Autoren für Digoxin in Abhängigkeit vom Grad der Niereninsuffizienz. Die Kreatinin-Clearance-Skala gilt unabhängig vom Lebensalter; die Plasma-Kreatinin-Skala gilt für ein Lebensalter von etwa 45 Jahren (nach 22).

lung mit 0,3 an 3 oder 0,5 mg Digitoxin an 2 aufeinander folgenden Tagen oder auch eine Initialbehandlung mit je 3 Tabl. à 0,07 mg an 3 aufeinander folgenden Tagen und die Fortführung der Therapie mit 1 Tabl. Digimerck® minor à 0,07 mg/die ohne Pause. Eine Dosisanpassung an das Ausmaß der Niereninsuffizienz ist nicht notwendig, da es zu einer kompensatorisch vermehrten Ausscheidung über die Gallenwege und den Darm kommt (11, 16, 28, 29, 37–40).

Zur Optimierung der Glykosid-Therapie bei Niereninsuffizienz und Urämie können Plasmakonzentrationsbestimmungen hilfreich sein (14, 18, 20, 21, 23). Die Vorhersehbarkeit einer bestimmten Glykosidplasmakonzentration ist unter festgelegten Dosen jedoch enttäuschend ungenau (32). Da die Gefahr der Glykosidintoxikation bei eingeschränkter Nierenfunktion besonders hoch ist, hat die Plasmakonzentrationsbestimmung bei Digoxin und seinen Derivaten, die vorwiegend über die Niere eliminiert werden, besondere Bedeutung (21–23). Bei wechselnder Nierenfunktion müssen häufigere Digoxinspiegel-Kontrollen erfolgen. Das macht die Digoxintherapie bei Niereninsuffizienz besonders aufwendig (32–34).

Plasmakonzentrationsbestimmungen von Meproscillarin können bislang nur mit dem für die Praxis zu aufwendigen 86-Rubidium-Assay durchgeführt werden (2). In ersten klinischen Untersuchungen an einem noch relativ kleinen Krankengut konnte durch Plasmakonzentrationsbestimmungen nachgewiesen werden, daß es bei Niereninsuffizienz zu keiner Kumulation kommt (2, 36).

Wir haben Digitoxinbestimmungen bei Patienten mit Niereninsuffizienz, bei nephrotischem Syndrom und bei Patienten unter der Dialyse-Behandlung durchgeführt. Bei 29 Patienten mit unterschiedlicher Einschränkung der Nierenfunktion haben wir 0,5 bzw. 0,7 mg Digitoxin pro Woche appliziert und im steady-state Spiegelbestimmungen veranlaßt. Es zeigte sich, daß unter der Digitoxin-Dosis von 0,5 mg/Woche (n = 18) mit 19,0 ng/ml und unter der Dosis von 0,7 mg/Woche (n = 11) mit 19,5 ng/ml ähnlich hohe Spiegel gefunden wurden (Abb. 3).

Beim nephrotischen Syndrom, das klinisch gekennzeichnet ist durch eine große Proteinausscheidung über 3 g/die, die Manifestation von Ödemen und eine Verminderung des Plasmaalbumins und der Gamma-Globuline sowie eine Erhöhung der Alpha-2-Globulin-Fraktion, werden übereinstimmend niedrige Digitoxinplasmakonzentrationen gefunden (26, 29, 37). Die Elimination von Digitoxin aus dem Serum ist hier nach Storstein mit einer Halbwertzeit von 4,8 Tagen gegenüber 8,1 Tagen in einer Kontrollgruppe beschleunigt. Die Abnahme der Halbwertzeit wird durch eine verstärkte renale Elimination von Digitoxin und seinen Metaboliten, die zu ca. 60 % im Urin an Eiweiß gebunden sind, erklärt. Die Hauptursache für die niedrigen Serumkonzentrationen ist vermutlich der erhöhte Verlust des proteingebundenen Digitoxin mit dem Urin, weniger die geringe Abnahme seiner Proteinbindung.

Wir konnten diese Befunde anhand eines eigenen Kollektivs bestätigen, bei dem wir Serum-Digitoxin-Konzentrationsbestimmungen vorgenommen haben. Die Mittelwerte der Digitoxin-

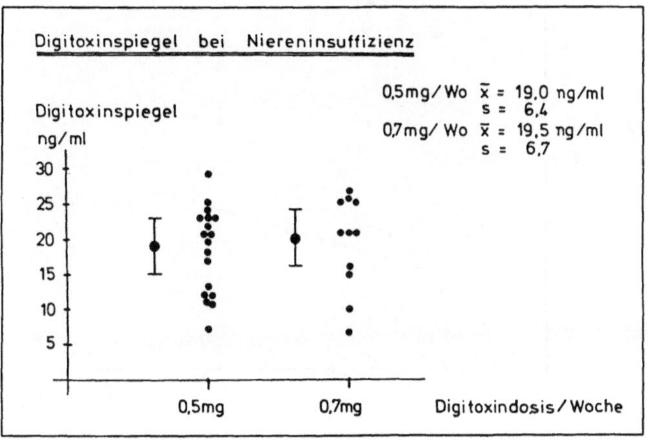

Abb. 3:
Digitoxin-Plasmakonzentrationen bei 29 Patienten mit unterschiedlicher Einschränkung der Nierenfunktion unter einer Therapie mit 0,5 mg Digitoxin/Woche (n = 18) und 0,7 mg Digitoxin/Woche (n = 11). Auffällig ist der ähnlich hohe Glykosidspiegel. Die mit 0,5 mg/Woche behandelte Gruppe war im Mittel 6,9 Jahre älter als das mit 0,7 mg/Woche behandelte Kollektiv, was als Erklärung gelten darf.

spiegel von 14 Patienten mit nephrotischem Syndrom unter einer Therapie mit 0,5 mg Digitoxin pro Woche (n = 8) bzw. 0,7 mg Digitoxin pro Woche (n = 6) lagen mit 13,3 ng/ml bzw. 15,7 ng/ml deutlich unter denen eines Normalkollektivs bei gleichen Dosierungen (Abb. 4). Es besteht dabei eine gute Korrelation des Digitoxinspiegels zur Gesamteiweiß- bzw. Albuminkonzentration im Serum (Abb. 5).

In der Urämie konnten wir bei 30 Dialysepatienten (mittleres Alter 54 Jahre, mittleres Körpergewicht 63,6 kg) unter der Therapie mit Digitoxin 0,5 mg/Woche einen mittleren Serumspiegel von 18,5 ng/ml und unter einer Therapie mit 0,4 mg/Woche von 14,5 ng/ml nachweisen. Eine Abhängigkeit der Digitoxinspiegel in der Urämie vom Körpergewicht bestand nicht (34).

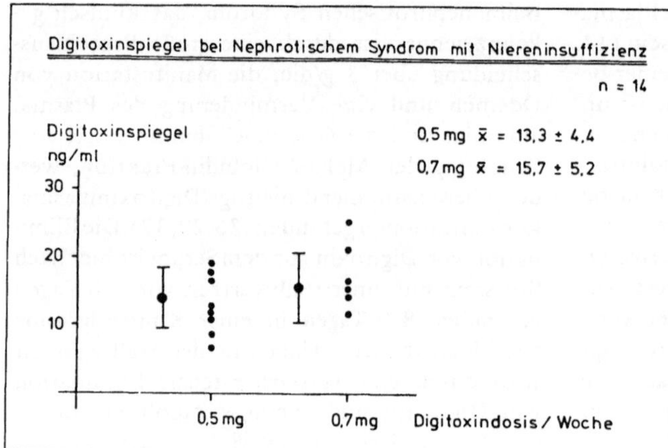

Abb. 4:
Digitoxin-Plasmakonzentrationen bei 14 Patienten mit nephrotischem Syndrom und Niereninsuffizienz unter einer Therapie mit 0,5 mg Digitoxin/ Woche (n = 8) und unter 0,7 mg Digitoxin/Woche (n = 6). Die Digitoxin-Spiegel liegen deutlich unter denen eines Normal-Kollektivs.

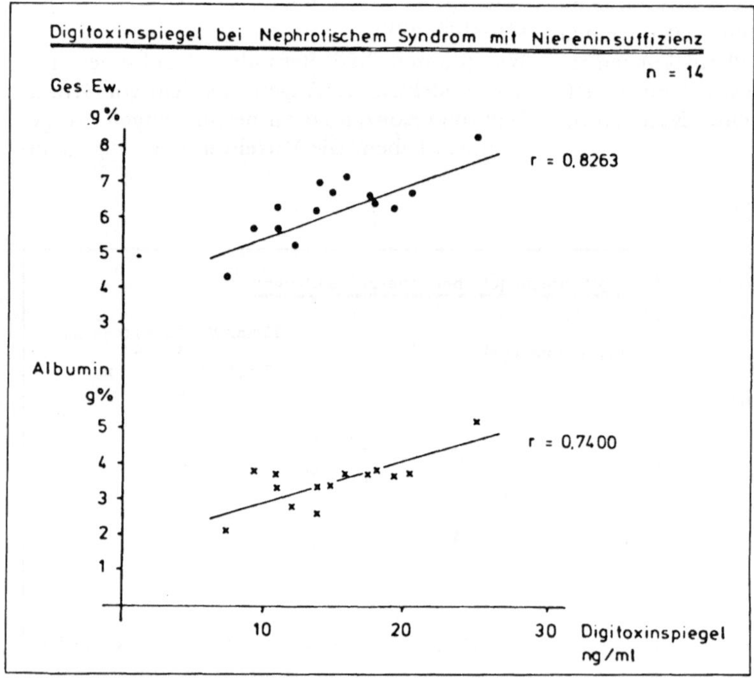

Abb. 5:
Nachweis einer guten Korrelation von Digitoxin-Plasmakonzentrationen zur Gesamteiweiß- bzw. Albuminkonzentration im Serum bei Patienten mit nephrotischem Syndrom und Niereninsuffizienz.

Bei urämischen Patienten wies Storstein nach, daß die Eliminationshalbwertzeit von Digitoxin und seinen kardioaktiven Metaboliten mit 3,9 Tagen im Vergleich zu 8,1 Tagen bei einer Kontrollgruppe signifikant verkürzt ist (38). Bei Urämie liegt nach Storstein im Serum der Patienten offensichtlich überwiegend unverändertes Digitoxin vor. Kompensatorische Mechanismen der Digitoxin-Pharmakokinetik entstehen offensichtlich dann, wenn die renale Funktion nahezu vollständig eingeschränkt ist. Während bei Patienten mit normaler Nierenfunktion und mit leichter Nierenfunktionseinschränkung 30 bis 37 % der täglich verabreichten Dosis von Digitoxin im Urin ausgeschieden werden, liegt die ausgeschiedene Digitoxinmenge im Urin bei Patienten mit Urämie bei 14 % der täglichen Dosis (38). Obwohl Peters in einzelnen Fällen bei Patienten mit Urämie eine Erniedrigung der proteingebundenen Fraktion von Digitoxin bis zu 91,6 % nachgewies, war der freie Anteil von Digitoxin im Serum nicht signifikant erhöht (28). Die Resorption von Digitoxin ist bei urämischen Patienten der von Normalpatienten vergleichbar. Kramer und Mitarbeiter wiesen dagegen nach, daß bei urämischen Patienten die ungebundene Digitoxinfraktion in Prozent der Gesamtkonzentration 2mal so hoch war wie bei einem Normalkollektiv. Nach diesen Untersuchungen sei diese Fraktion in ihrem Ausmaß schlecht kalkulierbar und könne deshalb zu Intoxikationen führen (22). Im Gegensatz zu dieser Ansicht steht die Erfahrung zahlreicher Autoren, die Digitoxin bei allen Stadien der Niereninsuffizienz und unter der Dialysebehandlung anwenden. Sie fanden praktisch keine klinisch faßbaren Intoxikationserscheinungen unter einer Digitoxin-Dosis von maximal 0,7 mg/Woche.

In einer großen Studie an 649 Patienten konnte Storstein eine vergleichsweise geringe Intoxikationsrate von 5,9 % unter einer Digitoxintherapie nachweisen (37, 38). Eine noch geringere Intoxikationsrate wurde inzwischen von Baligadoo und Chiche aus einer prospektiven Studie an 2 120 Patienten unter Digitoxintherapie berichtet. Sie lag mit 3,2 % erheblich niedriger als bei Patienten aus anderen Prospektivstudien, die Digoxin oder Digoxinderivate erhielten (26). Ganz im Gegensatz dazu wurde übereinstimmend in 6 prospektiven Studien unter einer Digoxintherapie eine Intoxikationsrate von über 20 % angegeben. Bei über 70 % der durch dieses Glykosid intoxikierten Patienten lag eine Niereninsuffizienz unterschiedlichen Ausmaßes vor (12).

Der Einfluß der Hämodialyse auf die Eliminationskinetik der Glykoside ist inzwischen hinreichend geklärt (1, 19, 21, 36). Für Digitoxin wurde eine Dialysance von weniger als 1 ml/min. bestimmt (1). Methylproscillaridin wird nach eigenen Untersuchungen durch die Dialyse ebenfalls nicht eliminiert (36). Digoxin wird mit einer Dialysance von 10 ml/min, Betaacetyldigoxin mit einer Dialysance von 25 ml/min und Betamethyldigoxin mit einer Dialysance von 26 ml/min eliminiert (21). Bei der Dialysezeit von 3 × 5 Stunden pro Woche wird damit weit weniger als 10 % der durch intakte Nieren ausgeschiedenen Dosis eliminiert. Damit ist eine Dosisanpassung auch für diese Glykoside unter der Dialysebehandlung nicht erforderlich.

Beim Übergang von der Präurämie zur Urämie und zur Dialysetherapie ändert sich die Führung der Patienten in ihrer Wasserbilanz grundlegend. In der Regel nimmt unter der Dialysetherapie die Flüssigkeitsausscheidung wahrscheinlich wegen der Verminderung der osmodiuretisch wirksamen harnpflichtigen Substanzen schnell ab. Durch die Dialysebehandlung gelingt es, innerhalb von wenigen Wochen das Trockengewicht zu erreichen, d.h. die chronische Flüssigkeitsüberladung des Körpers zu beseitigen. Zu diesem Zeitpunkt muß die Herzbehandlung und insbesondere die Glykosidtherapie überdacht werden. Bei jüngeren Patienten wird man nach einer gewissen Übergangzeit und Normalisierung des Blutdrucks das Glykosid unter genauer klinischer Beobachtung absetzen (34). Bei älteren Patienten und bei solchen, die Dyspnoe und Stauungssymptome behalten, muß die Glykosidbehandlung jedoch fortgeführt werden. Diuretika, z.B. Furosemid, können, wenn eine Restdiurese erhalten geblieben ist, die Glykosidtherapie unterstützen.

Arzneimittelinteraktionen mit Glykosiden haben bei Niereninsuffizienz eine zusätzliche Bedeutung (9, 14, 25—27, 31, 41). Mehrere Autoren konnten inzwischen zeigen, daß die gleichzeitige Gabe von Chinidin und Digoxin dosisabhängig zu einem erheblichen Anstieg der Digoxinserumkonzentration führt (27, 31). Man kann davon ausgehen, daß die Nebenwirkungen, die man früher dem Chinidin zuschrieb, zum Teil auf diese Arzneimittelinteraktion und die daraus resultierenden Digoxinspiegel zurückzuführen sind (26). Peters und Mitarbeiter konnten zeigen, daß unter Digoxintherapie, abhängig von der Chinidindosis, die Digoxinkonzentration im Serum um 63 bzw. 125 % anstieg. Dagegen fand man unter einer Digitoxintherapie bei gleichzeitiger Verabreichung von Chinidin nur einen Anstieg der Serumkonzentration im Mittel um 29 %, was bei der Therapie wohl kaum berücksichtigt werden muß (31). Diese Befunde wurden inzwischen von Ochs und Mitarbeitern bestätigt (27).

Unter gleichzeitiger zytostatischer Therapie wird die Resorptionsquote von Betaacetyldigoxin nach Kuhlmann deutlich reduziert. Die Resorption von Digitoxin wird dagegen unter gleichzeitiger Zytostatika-Gabe nicht beeinträchtigt (25) (s. S. 43).

Die von Braun und Juhl vermutete Interaktion von Aluminiumhydroxid und anderen Antacida mit Glykosiden im Sinne einer Resorptionsverzögerung (9) wurde inzwischen von mehreren Autoren sowohl für Digoxin als auch für Digitoxin widerlegt (14). Cholestyramin dagegen vermindert offensichtlich aufgrund der Unterbrechung des enterohepatischen Kreislaufs, der bei Digitoxin etwa 26 % ausmacht, die Halbwertzeit durch Verhinderung der enteralen Wiederaufnahme des Glykosids. Signifikante Verkürzungen der Digitoxinhalbwertzeit wurden vereinzelt bei gleichzeitiger Verabreichung von Phenylbutazon, Phenytoin, Phenobarbital, Rifampicin und Spironolacton festgestellt (41). Bei den meisten Medikamenten werden die Interaktionen durch Veränderungen im Sinne einer hepatischen Enzyminduktion erklärt. Die Bedeutung des Kaliums und seine Interaktion mit den Glykosiden durch Konkurrenz an den Rezeptoren muß bei Niereninsuffizienz, bei der ja häufig eine Tendenz zur Hyperkaliämie besteht, berücksichtigt werden.

Welches Glykosid ist bei der Behandlung der Herzinsuffizienz und gleichzeitigem Vorliegen einer Niereninsuffizienz sowie in der Urämie und bei Dialysepatienten das Glykosid der ersten Wahl? Mit zunehmender Einschränkung der Nierenfunktion nimmt die renale Gesamtkörperausscheidung von Digoxin und seinen acetylierten und methylierten Derivaten ab. Die Eliminationshalbwertzeit wird bei Urämie mehr als verdoppelt (22). Bei der Niereninsuffizienz muß also die Erhaltungsdosis entsprechend der Einschränkung der Kreatinin-Clearance reduziert werden, wobei empfohlen wird, die Digoxindosis bei Urämie bis auf 1/3 bzw. nach Kramer bis auf die Hälfte ab einem

Kreatinin von über 1,5 mg/dl zu reduzieren. Jede schematische Digoxintherapie verbietet sich. Die Dosis muß stets individuell, dem Zustand des Patienten, dem Gewicht und der Körperoberfläche sowie dem Alter des Patienten angepaßt werden. Im Alter kann es nämlich bei verminderter Muskelmasse, bei durch das Serumkreatinin nicht erfaßter Nierenfunktionseinschränkung, schnell zu erheblichen Intoxikationen kommen. Bei Patienten mit sich rasch ändernder Nierenfunktion kann die Dosisanpassung noch unübersichtlicher werden.

Unter Meproscillarin findet selbst bei terminaler Niereninsuffizienz und unter der Dialyse keine Kumulation statt. Weitere Untersuchungen müssen belegen, daß dieses Glykosid eine Alternative zur Behandlung der Herzinsuffizienz bei allen Stadien der Niereninsuffizienz bietet (2, 34, 36).

Digitoxin wird von vielen Autoren wegen seiner nahezu 100 %igen Resorption und seiner bei Niereninsuffizienz überwiegend extrarenalen Elimination zur Behandlung der Herzinsuffizienz bevorzugt (5, 11, 14, 16, 17, 20, 28, 29, 32—34, 37—39). Es kommt unter Digitoxin selten zu klinisch faßbaren Intoxikationen. Die niedrige Abklingquote von 7 % gewährleistet auch bei kurzfristiger Einnahmeunterbrechung noch wirksame Plasmakonzentrationen. Die Einmaldosierung verbessert zusätzlich die Patientencompliance. Die gute Resorption macht dieses Glykosid unabhängig von Störungen der Darmfunktion. Deshalb ist eine Dosisanpassung bei Beachtung der Arzneimittelinteraktionen nicht erforderlich. Digitoxin sollte deshalb bei Niereninsuffizienz und Urämie und auch im höheren Alter als das Glykosid der ersten Wahl gelten. Sollte es einmal zu einer Intoxikation kommen, so können durch Verabreichung von Cholestyramin, durch die Hämoperfusion und durch die Plasmaseparation lebensrettende Schritte eingeleitet werden (13, 30), die bei der Behandlung einer Digoxin-Intoxikation nicht effektiv sind.

Digitoxin läßt sich bei allen Stadien der Niereninsuffizienz wegen seiner einfachen Handhabung und seiner hohen Patientencompliance problemlos und mit hoher therapeutischer Sicherheit anwenden.

Literatur

1. Ackermann, G. L., J. E. Doherty, W. J. Flunigan: Peritoneal dialysis and hemodialysis of tritiated digoxin. Ann. Intern. Med. *67*, 718 (1976).
2. Beckmann, H., G. G. Belz, E. Quellhorst: Die Eliminationsgeschwindigkeit von Meproscillarin nach wiederholter Applikation bei Patienten mit eingeschränkter Nierenfunktion. Arzneim. Foschr. (Drug-Res.) *28* (I), 3a, 565 (1978).
3. Belz, G. G., G. Riedlinger: Nichtinvasive Untersuchungen zur kardialen Wirkung niedriger Digitoxin-Erhaltungsdosen. Z. Kardiol. *69*, 296 (1980).
4. Brass, H.: Zur Therapie mit Herzglykosiden bei Patienten mit Niereninsuffizienz. Dtsch. med. Wschr. *95*, 754 (1970).
5. Brass, H., M. Rupp: Symptomatische Arzneitherapie in der konservativen Behandlung des akuten und chronischen Nierenversagens. Nieren- und Hochdruckerkrankungen *1*, 9 (1977).
6. Brass, H., M. Rupp, R. Kersting, H. Scherrer: Urämische Kardiopathie, Pathogenese, Klinik, Therapie. Nephrolog. Symposion „Urämie als Intoxikationszustand", Aachen, Oktober 1977. Wissenschaftliche Information Fresenius 6, (1978).
7. Brass, H., M. Rupp, H. E. Ulmer: Blutreinigungsverfahren Technik und Klinik. Hrsg. H. E. Franz. 2. Auflage, Thieme Stuttgart, New York 1981.
8. Braunwald, E.: Vasodilatator therapy — physiological approach to the treatment of heart failure. New Engl. J. Med. *297*, 313 (1977).
9. Brown, D. D., R. P. Juhl: Decreased bioavailability of digoxin due to antacids and kaolin pectin. N. Engl. J. of Med. *4*, 1034 (1976).
10. Bussmann, W. D., J. Vachalowa, M. Kaltenbach: Die Wirkung von Nitroglycerin beim akuten Myokardinfarkt. Dtsch. Med. Wschr. *14*, 749 (1975).
11. Demers, H. G.: Digitalisbehandlung bei eingeschränkter Nierenfunktion. Nieren- und Hochdruckerkrankungen *6*, 21 (1976).
12. Demers, H. G.: in: Greeff, K., N. Rietbrock (Hrsg.), Digitoxin als Alternative in der Therapie der Herzinsuffizienz, S. 232. Schattauer Stuttgart, New York (1979).
13. Gilfrich, H. J., S. Okonek, M. Manns, C. J. Schuster: Digoxin and digitoxin elimination in man by charcoal hemoperfusion. Klin. Wschr. *56*, 1179 (1978).
14. Grabensee, B., U. Peters, R. Risler, F. Grosse-Brockhoff: Digitoxin and digoxin in patients with chronic renal failure and on hemodialysis. in: Cardiac Glycosides Part II, Hrsg. Bodem, G., H. J. Dengler, Springer Verlag Berlin, Heidelberg, New York (1978).
15. Greeff, K.: Digitoxin als Alternative in der Therapie der Herzinsuffizienz. Herz und Kreislauf *10*, 507 (1978).
16. Greeff, K., N. Rietbrock (Hrsg.): Digitoxin als Alternative in der Therapie der Herzinsuffizienz. Schattauer Stuttgart, New York (1979).
17. Grosse-Brockhoff, F.: Digitalistherapie bei Niereninsuffizienz. Therapiewoche *26*, 4796 (1976).
18. Grosse-Brockhoff, F., K.-J. Hengels, W. P. Fritsch, B. Grabensee, T. H. Hausamen: Serum-Digoxinspiegel und Nierenfunktion. Dtsch. med. Wschr. *98*, 1547 (1973).
19. Jisalo, E., J. Forsström: Elimination for digoxin during maintenance hemodialysis. Ann. clin. Res. *6*, 203 (1974).
20. Kolenda, K.-D., S. T. Jost, F. Kokenge: Digoxin oder Digitoxin? Therapiewoche *28*, 8726 (1978).
21. Kramer, P.: Digitalis pharmacokinetics and therapy with respect to impaired renal function. Klin. Wschr. *55*, 1 (1977).
22. Kramer, P., F. Scheler: Digitalis und Urämie. Dtsch. med. Wschr. *105*, 848 (1980).
23. Kramer, P., E. Stroh, D. Matthei, F. Teiwes, F. Scheler: Increased digitalis tolerance in uremic patients, in: Bodem, G., H. J. Dengler (eds.). International Symposium on Cardiac Glycosides, Bonn 1977. Springer Berlin, Heidelberg, New York (1978).
24. Kuhlmann, J.: Verteilung von Herzglykosiden im Organismus. Klinisch-pharmakologische Grundlagen der Therapie. Habilitationsschrift Berlin (1978).
25. Kuhlmann, J., W. Zilly, J. Wilke: Decreased plasma level and renal excretion of digoxin in patients with cytostatic therapy. World conference of Clinical Pharmacology and Therapeutics, London (1980) (Abstract).
26. Ochs, H. R.: Digitoxin heute (Bericht). Workshop 8.–12. Juni 1980, Taormina, Italien. Med. Welt *32*, 1 (1981).
27. Ochs, H. R., J. M. Pabst, D. J. Greenblatt, H. J. Dengler: Digitoxin-quinidine non interaction. New. Engl. J. Med. *303*, 672 (1980).
28. Peters, U.: Klinische und pharmakologische Grundlagen für eine kontrollierte Digitalis-Therapie. Z. Kardiol. *69*, 247 (1980).
29. Peters, U., B. Grabensee, T. H. Hausamen, W. P. Fritsch, F. Grosse-Brockhoff: Pharmakokinetik von Digitoxin bei chronischer Niereninsuffizienz. Dtsch. med. Wschr. *102*, 109 (1977).
30. Peters, U., B. Grabensee, T. Risler: Digitoxinelimination by plasmaseparation (Abstract). Nieren- und Hochdruckerkrankungen *9*, 148 (1980).
31. Peters, U., T. Risler, B. Grabensee, N. Falkenstein, J. Kroukou: Interaktion von Chinidin und Digitoxin beim Menschen. Dtsch. med. Wschr. *105*, 438 (1980).
32. Rietbrock, N., R. G. Alken: Die Therapie der Herzinsuffizienz mit Digitalis. Dtsch. med. Wschr. *105*, 1622 (1980).
33. Risler, T., B. Grabensee, F. Grosse-Brockhoff: Eliminationskinetik und Dosierung von Digoxin bei Patienten mit Niereninsuffizienz. Dtsch. med. Wschr. *99*, 2130 (1974).
34. Rupp, M., H. Brass, D. Glöckler: Probleme der Glykosidtherapie bei Niereninsuffizienz und Urämie. Med. Welt *32*, 4, 115 (1981).
35. Rupp, M., H. Brass, J. Sosna: Nebenwirkungen der Diuretika-Therapie. Pharmakotherapie *2*, 48 (1979).

36. Rupp, M., H. P. Schneider, H. Scherrer, H. Brass: Die Behandlung der Herzinsuffizienz mit Meproscillarin bei Niereninsuffizienz und unter Dialyse. Therapiewoche *30*, 7148 (1980).

37. Storstein, L.: Digitoxin pharmacokinetics in patients with renal disease. In: Cardiac Glycosides Part II. Hrsg.: Bodem, G., H. J. Dengler. Springer Berlin, Heidelberg, New York (1978).

38. Storstein, L.: Digitoxin in renal failure; pro and contra. In: Pharmakotherapie bei Niereninsuffizienz. Hrsg.: A. Heidland und E. Wetzels. Springer Heidelberg, Berlin, New York (1980).

39. Vöhringer, H. F., N. Rietbrock, P. Spurny, J. Kuhlmann, H. Hampl, R. Baethke: Disposition of digitoxin in patient of renal failure. Clin. Pharmakol. Ther. *19*, 387 (1976).

40. Vöhringer, H. F., N. Rietbrock: Renale und extrarenale Elimination von Digitoxin. In: Greeff, K., N. Rietbrock (Hrsg.). Digitoxin als Alternative in der Therapie der Herzinsuffizienz. Schattauer Stuttgart (1979).

41. Wirth, K. E.: Wechselwirkungen von Digitoxin mit anderen Pharmaka. In: Greeff, K., N. Rietbrock (Hrsg.), Digitoxin als Alternative in der Therapie der Herzinsuffizienz. Schattauer Stuttgart (1979).

Herzglykoside bei Lebererkrankungen

H. Rameis, J. Bonelli

Herzglykoside werden seit über 2000 Jahren in der Medizin verwendet. Seit ca. 200 Jahren wird auf diesem Gebiet eine intensive Forschung betrieben. Wesentliche Erkenntnisse wurden dabei über ihre chemische Struktur, ihren Wirkungsmechanismus und ihre Pharmakokinetik gewonnen.

Vom Standpunkt der pharmakokinetischen Eigenschaften sind im wesentlichen vier Substanzklassen von Herzglykosiden in Verwendung:

1. Strophantin
2. Proscillaridin
3. Digoxine
4. Digitoxin

Diese vier Substanzklassen unterscheiden sich vor allem in ihrer Resoprtionsquote, Eliminationshalbwertzeit, Art der Elimination, Biotransformation und ihrem Wirkungseintritt, nicht jedoch in ihrer Wirkung.

Während Veränderungen der Pharmakokinetik bei eingeschränkter Nierenfunktion schon vielfach untersucht wurden, ist die Veränderung dieser bei akuter oder chronischer Leberinsuffizienz, d.h. bei akuter Hepatitis, Leberzirrhose, chronischer Hepatitis, nur zum Teil ausreichend untersucht worden.

Die Pharmakokinetik beschreibt die zeitliche Änderung der Pharmakonkonzentration in verschiedenen Kompartimenten des Organismus. Im wesentlichen kann man dabei folgende Phasen unterscheiden:

1. Resorption
2. Verteilung
3. Speicherung, eventuell Proteinbindung
4. Elimination

Die Elimination von Pharmaka kann sowohl durch renale als durch biliäre Exkretion erfolgen.

Voraussetzung für die Ausscheidung von Pharmaka über die Galle ist die Veränderung dieser durch Biotransformation (Metabolisierung), wo-

bei zum Teil inaktive oder auch aktive Metaboliten entstehen, die über die Galle in den Darm gebracht werden. Dort können diese dem Einfluß bakterieller Enzyme ausgesetzt und neuerlich verändert werden. Dies geschieht vor allem durch bakterielle β-Glucuronidasen, wobei in der Regel dadurch wieder lipidlösliche Stoffe entstehen, die resorbiert werden können und so einem enterohepatischen Kreislauf unterliegen.

Für die verschiedenen Substanzklassen liegen Untersuchungen hinsichtlich der Pharmakokinetik bei eingeschränkter Leberfunktion nur vereinzelt vor:

1. Strophantin

Seit langem ist bekannt, daß die Dosis von Strophantin bei eingeschränkter Nierenfunktion vermindert werden muß, bzw. die Anwendung möglichst vermieden werden sollte. Strophantin wird nahezu unverändert im Harn vorgefunden, so daß eine Metabolisierung in der Leber eine unbedeutende Rolle spielt (2). Untersuchungen der Pharmakokinetik von Strophantin bei Leberinsuffizienz liegen jedoch nicht vor.

2. Proscillaridin

Proscillaridin weist eine Eliminationshalbwertzeit ähnlich wie Digoxin auf. Es wird sowohl über die Nieren als über den Darm ausgeschieden und kann daher auch bei Niereninsuffizienz ohne Gefahr der Kumulation gegeben werden (2). Eine Metabolisierung in der Leber und biliäre Ausscheidung sind anzunehmen. Es sind keine Veröffentlichungen bekannt, die über eine verlängerte Eliminationshalbwertzeit bei eingeschränkter Leberfunktion berichten.

3. Digoxine

Die Digoxingruppe teilt sich im wesentlichen in folgende Herzglykoside mit zum Teil differenten pharmakokinetischen Eigenschaften auf:

a) Digoxin (Reinsubstanz)
b) β-Methyldigoxin
c) β-Acetyldigoxin
d) α-Acetyldigoxin

Digoxin: Digoxin selbst wird nur wenig metabolisiert und weitgehend unverändert über die Nieren ausgeschieden: ein geringer Anteil wird über die Galle eliminiert (3, 4).

Als erste untersuchten Marcus und Capadia (8) die Pharmakokinetik und den Metabolismus von Digoxin bei drei Patienten mit alkoholischer Leberzirrhose und stellten keine Veränderungen im Vergleich zu einem lebergesunden Normalkollektiv von vier Probanden fest.

Als nächste veröffentlichten Somogyi und Mitarbeiter (11) eine ähnliche Untersuchung. Sie bestimmten die Plasmadigoxinkonzentration bei 45 Patienten mit Leberzirrhose 24 Stunden nach einer einmaligen Gabe von 1 mg Digoxin per os:

Bei 34 Patienten mit kompensierter Leberzirrhose betrug die Plasmadigoxinkonzentration im Mittel 0,9 ng/ml, bei 11 Patienten mit dekompensierter Leberzirrhose 1,4 ng/ml und bei einem dementsprechend behandelten Normalkollektiv 0,9 ng/ml (Tab. 1). Die Autoren stellten in Übereinstimmung mit Marcus fest, daß sich bei Patienten mit kompensierter Leberzirrhose die Pharmakokinetik von Digoxin nicht ändert, bei Vorliegen einer dekompensierten Leberzirrhose fanden sie überraschenderweise eine etwas höhere mittlere Plasmadigoxinkonzentration, obwohl infolge des Ascites und des damit verbundenen vergrößerten Verteilungsvolumens eher niedrigere Konzentrationen zu erwarten waren. Möglichweise war hier die Verteilungsphase noch nicht völlig abgeschlossen.

β—Methyldigoxin: Somogyi und Mitarbeiter befaßten sich auch mit der möglichen Änderung der Pharmakokinetik von β-Methyldigoxin bei Leberzirrhose (12). Sie behandelten 63 Patienten mit Leberzirrhose und 16 lebergesunde Hypertoniker als Kontrollkollektiv mit 0,3 mg β-Methyldigoxin täglich per os 7 Tage lang. Am 8. Tag wurde 16 Stunden nach der letzten Medikamenteneinnahme bei jedem Patienten die Digoxinkonzentration im Plasma bestimmt, wobei die Autoren keinen Unterschied zwischen den beiden untersuchten Gruppen feststellten (Tab. 2).

Es muß jedoch darauf hingewiesen werden, daß unter den Patienten mit Leberzirrhose 41 mit portaler Hypertension und 13 mit Ascites waren. Das untersuchte Patientenkollektiv war also ziemlich inhomogen, sodaß einzuwenden ist, daß die Patienten mit dekompensierter Leberzirrhose eher niedrigere Serumdigoxinkonzentrationen infolge Vergrößerung des Verteilungsvolumens aufgewiesen haben müßten. Ob diese Annahme zu Recht besteht, kann aus der vorliegenden Literaturstelle nicht geschlossen werden. In dieser Publikation wird auch keine Angabe gemacht über mögliche Medikamen-

Tab. 1: Digoxin-Konzentrationen bei Patienten mit kompensierter und dekompensierter Leberzirrhose sowie Kontrollen nach Einnahme von Digoxin. Ergebnisse aus (11). Weitere Erläuterungen im Text

Digoxin			
Diagnose	Anzahl	Digoxinkonzentration (ng/ml)	
		Plasma	Ascites
Kontrolle	14	0,9 (0,6−1,5)	
Kompensierte Zirrhose	34	0,9 (0,2−3,0)	
Dekompensierte Zirrhose	11	1,4 (0,5−2,5)	0,8 (0,3−1,6

Tab. 2: Digoxin-Konzentrationen im Plasma bei Patienten mit Leberzirrhose und Kontrollen nach Einnahme von Beta-Methyldigoxin. Ergebnisse aus (12). Weitere Erläuterungen im Text

Beta-Methyldigoxin		
Diagnose	Anzahl	Digoxinkonzentration im Plasma (ng/ml ± SD)
Kontrolle (Hypertoniker)	16	1,44 ± 0,60
Patienten mit Leberzirrhose	63	1,24 ± 0,48

teninterferenzen, zu starke Schwankungen des Körpergewichts, zu niedrige Serumalbuminkonzentration und andere mögliche Einflüsse. Da auch über die Zuverlässigkeit der durchgeführten Analyse keine nähere Angabe gemacht wurde, muß insgesamt diese Mitteilung sehr kritisch betrachtet werden.

β-Methyldigoxin und β-Acetyldigoxin: Unsere Arbeitsgruppe untersuchte in einer prospektiv geplanten, randomisierten Studie bei 12 Patienten mit kompensierter Leberzirrhose und 12 gesunden Probanden die Pharmakokinetik von β-Methyldigoxin im Vergleich zu β-Acetyldigoxin bzw. Digoxin. (β-Acetyldigoxin wird bei der Absorption in der Darmmucosa zu Digoxin desacetyliert.)

Um die Untersuchung bei einem möglichst homogenen Patientenkollektiv durchführen zu können, wurden folgende Eingangskriterien vorgesehen: Die Diagnose sollte mittels Biopsie gesichert sein, ferner mußte sich die Erkrankung in einer stabilen Phase befinden, die Einnahme von Aldosteronantagonisten oder anderen Pharmaka, von denen bekannt war, daß sie die Pharmakokinetik von Digoxin beeinflussen, war vor und während der Untersuchung untersagt, das Lebensalter sollte 65 Jahre nicht überschreiten, da anzunehmen ist, daß sich die Pharmakokinetik bis zu dieser Altersgrenze nicht wesentlich ändert, und schließlich wurde ein normales Körpergewicht vorausgesetzt, da bekannt ist, daß bei verringerter Muskelmasse eher höhere Serumdigoxinkonzentrationen auftreten. Das Gesamtbilirubin im Serum sollte 4 mg/100ml nicht überschreiten, da sonst bei der Bestimmung der Serumdigoxinkonzentration Probleme aufgetreten wären. Auch die Transaminasen (GOT, GPT 20–100 U/l) und der Normotest (> 40 %) mußten sich in einem

bestimmten Bereich halten. Probleme mit der Veränderung der Eiweißbindung der Herzglykoside sollten dadurch ausgeschlossen werden, daß eine Mindestserumkonzentration von Albumin (> 24 g/l) vorausgesetzt wurde. Bei allen Patienten war die Kreatininclearance im Normbereich, sodaß der Einfluß einer eingeschränkten Nierenfunktion ausgeschlossen war.

Die Patienten mit Leberzirrhose und die gesunden Probanden erhielten 9 Tage lang täglich entweder 0,3 mg β-Methyldigoxin oder 0,4 mg β-Acetyldigoxin in einer einmaligen Dosis per os. Jeden Tag erfolgte vor der Medikamenteneinnahme durch Abnahme von Blutproben die Bestimmung der aktuellen Serumdigoxinkonzentration mittels Radioimmunoassay.

Die Aufsättigungskurven bei den Patienten mit Leberzirrhose unter Therapie mit β-Methyldigoxin waren statistisch signifikant höher als bei dem entsprechenden Normalkollektiv (Abb. 1), wobei sich die Aufsättigungskurven bei diesem nicht von denen unterschieden, die sich bei der Behandlung mit β-Acetyldigoxin bei Patienten mit Leberzirrhose bzw. gesunden Probanden ergaben (Abb. 2).

Bei den Patienten, die mit β-Methyldigoxin behandelt wurden, erfolgte eine liquidchromatographische Auftrennung der Cardenolide in den Proben, die zwischen dem 7. und 9. Tag der Aufsättigung gewonnen wurden (Abb. 3). Eine Bestimmung des prozentuellen Anteils von β-Methyldigoxin zu Digoxin an der Gesamtdigoxinkonzentration wurde vorgenommen:

Der Anteil von β-Methyldigoxin an der Gesamtdigoxinkonzentration im Serum von Patienten mit Leberzirrhose betrug im Mittel 77,7 % und war damit statistisch signifikant (p < 0,0005) höher als bei gesunden Probanden, bei denen der Prozentsatz nur 37,5 % betrug.

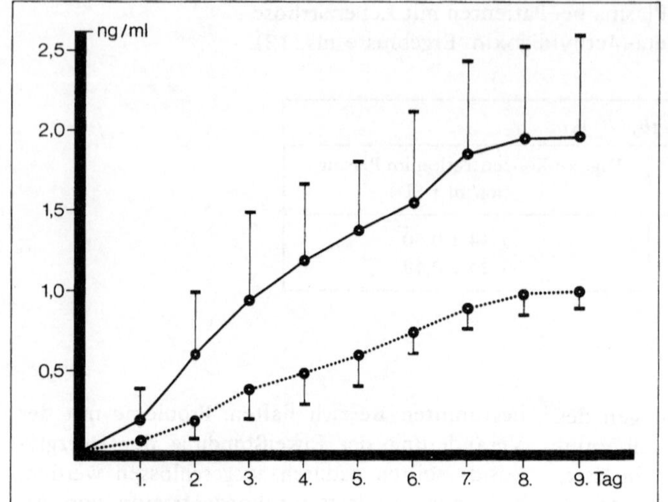

Abb. 1:
Verläufe der mittleren Gesamt-
digoxinkonzentrationen (Digoxin
und β-Methyldigoxin zusammen)
und Streuung ($\bar{x} \pm s$) im Serum von
Patienten mit Leberzirrhose (durchgezogene Linie; n = 6) und von gesunden Probanden (unterbrochene
Linie; n = 6) bei oraler Einnahme von
täglich 0,3 mg β-Methyldigoxin.

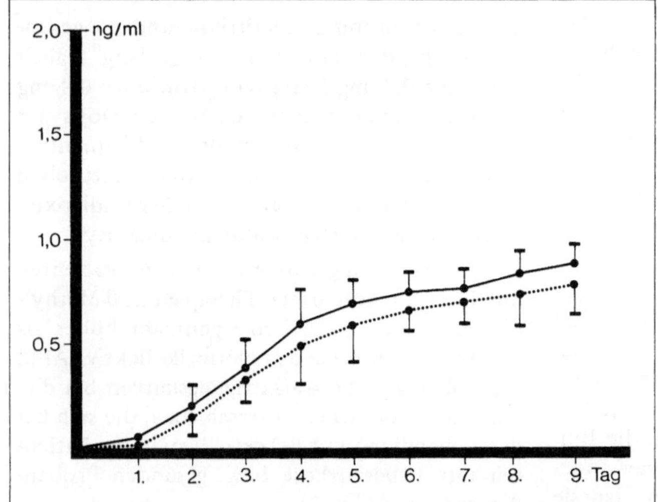

Abb. 2:
Verläufe der mittleren Serumdigoxinkonzentrationen und Streuung ($\bar{x} \pm s$)
bei Patienten mit Leberzirrhose
(durchgezogene Linie; n = 6) und bei
gesunden Probanden (unterbrochene
Linie; n = 6) bei oraler Einnahme von
täglich 0,4 mg β-Acetyldigoxin.

Diese reduzierte Demethylierung von β-Methyldigoxin zu Digoxin in der geschädigten Leber
dürfte die erhöhten Gesamtdigoxinkonzentra-
tionen verursachen, da sich β-Methyldigoxin
von β-Acetyldigoxin und damit auch von Digoxin hinsichtlich der Pharmakokinetik unterscheidet.

Möglicherweise weist β-Methyldigoxin eine längere Eliminationshalbwertzeit (6), sicher jedoch
eine geringere renale, aber auch totale Clearance, auf, ferner ein kleineres Verteilungsvolumen, eine bessere Lipoidlöslichkeit, eine bessere
Resorption sowie einen unterschiedlichen Metabolismus im Vergleich zu Digoxin (1, 6, 7, 10).

Zu ähnlichen Schlüssen wie in der angeführten
Untersuchung kamen auch Zilly und Mitarbeiter, die sich mit der Veränderung der Pharmakokinetik von β-Methyldigoxin bei akuter Hepatitis befaßten (15, 16): 5 Patienten mit akuter
Hepatitis wurden 3 Tage lang i.v. mit 0,75 mg/
Tag und sodann 2 Tage mit 0,375 mg β-Methyl-
digoxin/Tag i.v. behandelt bzw. erhielten die

20

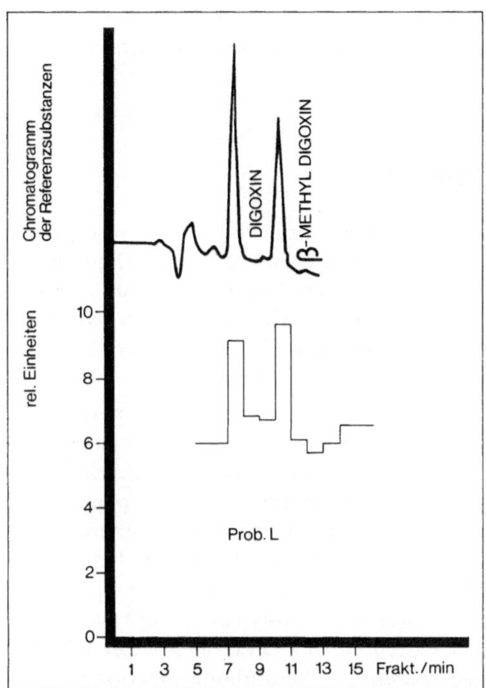

Abb. 3:
Liquidchromatische Auftrennung der Cardenolide aus Serumproben von Patienten, die mit β-Methyldigoxin behandelt wurden.

gleiche Dosis von Digoxin. In gleicher Weise wurden 5 gesunde freiwillige Probanden behandelt. Während die Serumdigoxinkonzentrationen nach Gabe von Digoxin bei den Patienten mit Hepatitis im Vergleich zum Normalkollektiv über den Beobachtungszeitraum abnahmen, am 3., 4. und 5. Tag sogar statistisch signifikant (Tab. 3), was die Autoren auf ein großes, tiefes Kompartiment für Digoxin zurückführten, ergab sich nach Gabe von β-Methyldigoxin ein völlig differentes Bild: es kam zum statistisch signifikanten Anstieg der Serumdigoxinkonzentrationen bei den Patienten mit Hepatitis, sodaß sogar wegen schwerer Nebenwirkungen bei einem Großteil der Patienten diese Untersuchung abgebrochen werden mußte.

Mittels Dünnschichtchromatographie wurde bei den mit β-Methyldigoxin Behandelten eine Auftrennung der Cardenolide durchgeführt, wobei am ersten Tag bei gesunden Probanden 70 % reines β-Methyldigoxin als Anteil an der Gesamtdigoxinkonzentration gefunden wurde, bei Patienten mit Hepatitis 80 %.

Bei der weiteren Behandlung fiel der prozentuale Anteil an β-Methyldigoxin (jedoch mit beträchtlichen Schwankungen) bei gesunden Probanden auf 58,8 % nach dem 5. Behandlungstag. Bei den Patienten mit Leberzirrhose war keine Veränderung des Prozentsatzes von β-Methyldigoxin innerhalb des Beobachtungszeitraums zu bemerken. Dieser Unterschied in der Fähigkeit, β-Methyldigoxin zu Digoxin zu metabolisieren, bewirkt bei Patienten mit Hepatitis die höheren Serumdigoxinkonzentrationen, da die Verschiebung des Verhältnisses β-Methyldi-

Tab. 3: Herzglykosidkonzentrationen bei Anwendung von Digoxin bzw. Methyldigoxin bei gesunden Probanden und Patienten mit akuter Hepatitis (nach (15, 16))

Tag/Dosis	Digoxin				Methyldigoxin			
	Anzahl	Probanden	Anzahl	Hepatitispat.	Anzahl	Probanden	Anzahl	Hepatitispat.
1 (0,75 mg)	5	0,53 ± 0,09 p < 0,1	5	0,38 ± 0,19	11	0,93 ± 0,08 p < 0,01	10	1,19 ± 0,31
2 (0,75 mg)	5	1,04 ± 0,16 N. S.	5	0,91 ± 0,28	5	1,47 ± 0,14 p < 0,01	5	2,15 ± 0,44
3 (0,75 mg)	5	1,35 ± 0,35 p < 0,025	5	0,91 ± 0,21	5	1,97 ± 0,36 p < 0,025	4	2,73 ± 0,48
4 (0,375 mg)	5	1,28 ± 0,27 p < 0,05	4	0,91 ± 0,21	5	1,80 ± 0,12	–	–
5 (0,375 mg)	5	1,12 ± 0,20 p < 0,05	4	0,78 ± 0,29	5	1,56 ± 0,24	–	–

goxin/Digoxin zugunsten des Herzglykosides mit dem kleineren Verteilungsvolumen und der geringeren renalen Clearance von entscheidender Bedeutung ist. Zilly et al. dagegen fanden keine wesentlichen Veränderungen in der Eiweißbindung und in der renalen Ausscheidung (15, 16).

In deutlichem Gegensatz zu diesen Ergebnissen stehen die Befunde von Somogyi und Mitarbeitern (13). Diese beobachteten die Serumkonzentrationen von β-Methyldigoxin und Digoxin während und nach Ausheilung einer akuten Hepatitis. Die Untersuchung wurde an 40 Patienten durchgeführt, die entweder zwei Tage lang je 0,5 mg, sodann 5 Tage lang je 0,25 mg Digoxin per os erhielten, bzw. 2 Tage lang je 0,4 mg β-Methyldigoxin und anschließend 5 Tage lang je 0,2 mg β-Methyldigoxin täglich per os einnahmen. Am 6., 7. und 8. Tag wurden 24 Stunden nach der letzten Medikamenteneinnahme die Herzglykosidkonzentrationen bestimmt. Die Untersuchung wurde bei denselben Patienten nach Abheilung der akuten Lebererkrankung in gleicher Weise wiederholt.

Bei Vergleich der Ergebnisse konnte zwischen Digoxin und β-Methyldigoxin kein Unterschied gefunden werden, der auf eine Veränderung der Pharmakokinetik dieser Herzglykoside bei den untersuchten Patienten mit Hepatitis hinweisen könnte (Tab. 4).

Diese Publikation enthält jedoch keine Angabe über die Zuverlässigkeit der Analysen. Auch wurden keine Untersuchungen über die Metabolisierung angestellt.

α-Acetyldigoxin: Für α-Acetyldigoxin, das im Gegensatz zu β-Acetyldigoxin bei der Resorption nur zum Teil oder verlangsamt desacetyliert wird, wären theoretisch Probleme durch Änderung der Pharmakokinetik bei Lebererkrankungen zu erwarten (2), es liegen jedoch bisher keine wissenschaftlichen Mitteilungen darüber vor.

4. Digitoxin

Digitoxin wird nahezu vollständig resorbiert und unterliegt im Gegensatz zu den Digoxinen einem ausgeprägteren Metabolismus und enterohepatischen Kreislauf. Aus diesem Grunde kann es auch bei Niereninsuffizienz in üblicher Dosierung verabreicht werden (2).

Zilly (17) untersuchte die Pharmakokinetik von Digitoxin bei vier Patienten mit akuter Hepatitis, bei drei mit dekompensierter Leberzirrhose sowie bei einer Patientin mit dekompensierter Leberzirrhose und chronischer Glomerulonephritis, ferner die Pharmakokinetik bei sechs gesunden Probanden nach einer einmalig intravenös verabreichten Dosis von 1 mg Digitoxin. Bei den Patienten mit dekompensierter Leberzirrhose waren die Serumkonzentrationen sowohl während als auch am Ende der Infusion sowie in der Folge deutlich niedriger als bei dem Normalkollektiv. Bei den Patienten mit akuter Hepatitis entsprach der Verlauf der Serumkonzentration dem, der bei gesunden Probanden zu beobachten war. Bei der Kombination Leberzirrhose und Niereninsuffizienz fielen die Serumdigitoxinkonzentrationen etwas verzögert ab, was sich in einer verlängerten Eliminationshalbwertzeit und reduzierten Clearance bei auffallend erniedrigtem Verteilungsvolumen widerspiegelte.

Zusätzlich untersuchte Zilly 10 Patienten mit akuter Hepatitis, 4 mit kompensierter Leberzirrhose, 4 mit dekompensierter Leberzirrhose, sowie 12 lebergesunde Probanden. Nach oraler Aufsättigung über 5 Tage mit 0,4 mg Digitoxin/

Tab. 4: Zeitlicher Verlauf der Glykosidkonzentrationen im Serum vom 6. bis 8. Tag Mittelwert von 20 Patienten (± SD); Ergebnisse aus (13)

Medikament	Diagnose	6. Tag	7. Tag	8. Tag
Digoxin	während Hepatitis	1,13 ± 0,23	1,24 ± 0,23	1,11 ± 0,20
	nach der Hepatitis	1,12 ± 0,25	1,22 ± 0,21	1,08 ± 0,30
Beta-Methyldigoxin	während Hepatitis	1,28 ± 0,36	1,36 ± 0,34	1,22 ± 0,32
	nach der Hepatitis	1,39 ± 0,31	1,44 ± 0,32	1,32 ± 0,26

Tag und einer anschließenden Erhaltungsdosis von 0,1 mg Digitoxin/Tag wurden die Steady-State-Plasmakonzentrationen gemessen und keinerlei Unterschiede gefunden (Abb. 4). Insgesamt stellte Zilly fest, daß sich nach einmaliger Digitoxingabe die Pharmakokinetik bei Lebererkrankungen nicht ändert, daß sogar bei Patienten mit dekompensierter Leberzirrhose die Elimination eher beschleunigt sei, und daß es auch bei einer Dauertherapie keine Gefahr der Kumulation gebe. Einzig bei der Kombination Leber- und Niereninsuffizienz müsse mit der Gefahr der Kumulation und dem Auftreten höherer, unter Umständen toxischer Serumdigitoxinkonzentrationen zu rechnen sein.

Storstein und Amlie (14) schließen sich diesen Schlußfolgerungen weitgehend aufgrund der von ihnen erhobenen Ergebnisse an. Sie untersuchten 6 Patienten mit chronisch aktiver Hepatitis sowie 6 gesunde Probanden, indem sie eine Einmaldosis von 0,6 mg Digitoxin verabreichten und den zeitlichen Verlauf der Serumkonzentrationen registrierten. Ebenso stellten sie Untersuchungen zur Eiweißbindung von Digitoxin an:

In Übereinstimmung mit Zilly wurde eine verkürzte Eliminationshalbwertzeit bei Patienten mit eingeschränkter Leberfunktion festgestellt (Abb. 5). Keine Unterschiede im Vergleich zum Normalkollektiv wurden bei der renalen Ausscheidung von Digitoxin und seinen kardioaktiven Metaboliten gefunden. Die totale Clearance von Digitoxin und seinen kardioaktiven Metaboliten zeigte sich bei den Patienten etwa doppelt so hoch (0,075 ml/min/kg) wie bei dem Normalkollektiv (0,036 ml/min/kg). Die Autoren wiesen auf die mögliche Veränderung des hepatischen Metabolismus und auf die wahrscheinliche Bildung von Metaboliten mit rascher Elimination oder von kardioinaktiven Metaboliten hin. Eine geringfügige Herabsetzung der Eiweißbindung der Patienten mit chronisch aktiver Hepatitis war zwar feststellbar (96,2 % im Vergleich zum Normalkollektiv 97,3 %), sie war jedoch auf die niedrigere Serumalbuminkonzentration zurückzuführen.

Hamamoto und Mitarbeiter (5) stimmen in ihren Untersuchungsergebnissen mit den angeführten Autoren ebenfalls überein. Bei 12 Patienten mit Leberzirrhose, von denen 6 dekompensiert waren, sowie bei 6 gesunden Probanden wurden bei identischer Therapie keine statistisch signifikanten Unterschiede in der Eliminationshalbwertzeit von Digitoxin gefunden (Abb. 6).

Zusammenfassung und Schlußfolgerungen

Die Pharmakokinetik von Digitoxin erfährt durch Einschränkung der Metabolisierungskapa-

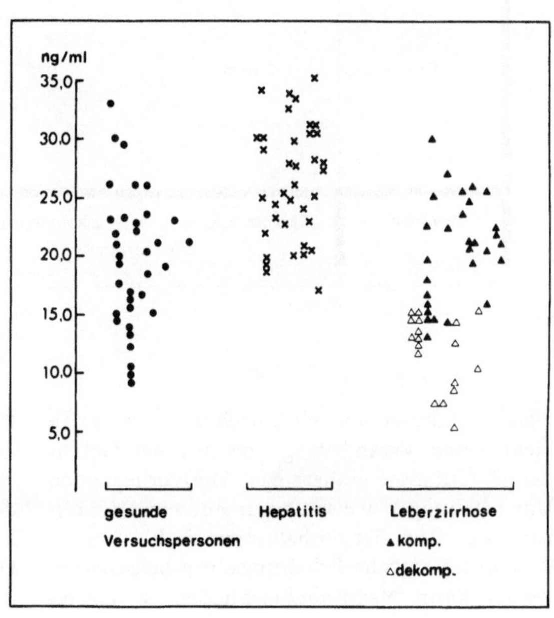

Abb. 4:
Digitoxinkonzentrationen im steady-state bei 12 Probanden, 10 Patienten mit Hepatitis und 8 mit Leberzirrhose (nach [17]). Die nicht ausgefüllten Dreiecke in der rechten Kolonne beziehen sich auf Patienten mit dekompensierter Leberzirrhose und Ascites.

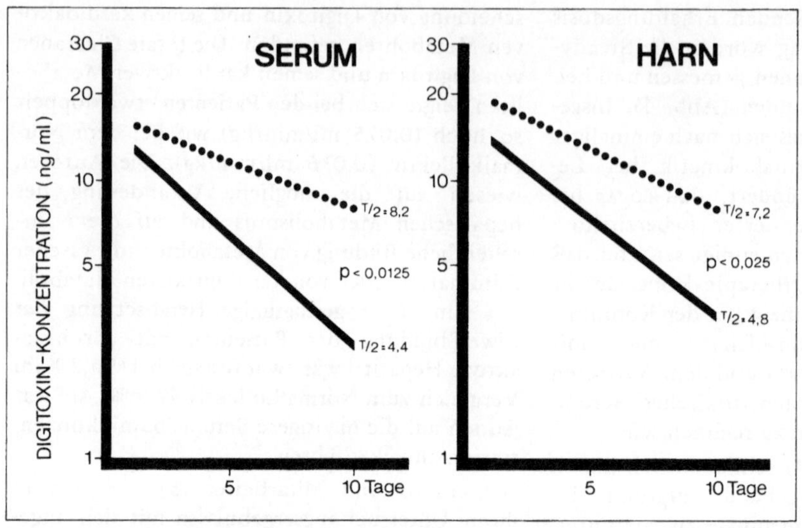

Abb. 5: Eliminationshalbwertzeiten von Digitoxin berechnet aufgrund der Serumkonzentrationen (linke Abbildung) und der Harnkonzentrationen (rechte Abbildung) bei Patienten mit chronischer aggressiver Hepatitis (durchgezogene Linie) und bei einem Normalkollektiv (unterbrochene Linie). Nach [14].

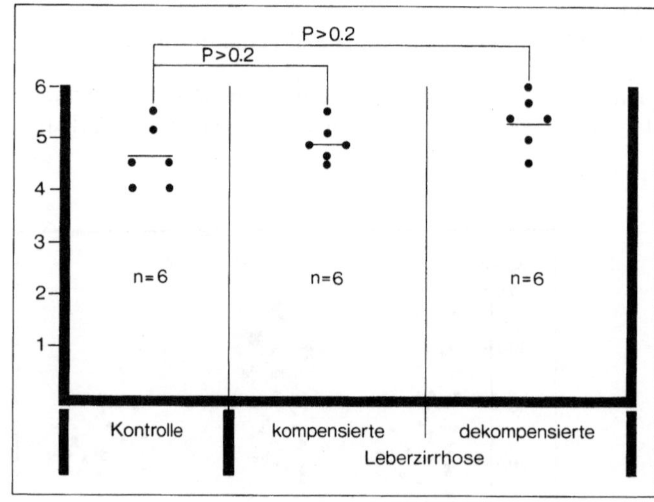

Abb. 6:
Serumeliminationshalbwertzeiten von Digitoxin bei 6 Probanden (Kontrolle), 6 Patienten mit kompensierter und 6 mit dekompensierter Leberzirrhose. Nach [5].

zität bei akuter und chronischer Leberinsuffizienz keine Veränderung, die mit der Gefahr der Kumulation einherginge. Die vorliegenden Untersuchungen weisen sogar auf eine Verkürzung der Eliminationshalbwertzeit hin, sodaß die übliche tägliche Erhaltungsdosis beibehalten werden kann. Nicht auszuschließen ist, daß im Falle der Kombination von chronischer Leber- und chronischer Niereninsuffizienz mit einer verlängerten Eliminationshalbwertzeit und mit der Gefahr der Kumulation zu rechnen sein könnte, sodaß hier eine Reduktion der üblichen Dosis und die regelmäßige Kontrolle der Serumdigitoxinkonzentration notwendig erscheint.

Die Pharmakokinetik von Digoxin und β-Acetyldigoxin wird bei akuter oder chronischer Leberinsuffizienz nicht verändert, sodaß keine Gefahr der Kumulation besteht und daher die normale Glykosiddosis verordnet werden kann, wobei allerdings eine normale Nierenfunktion vorauszusetzen ist.

Bei β-Methyldigoxin ist im Falle von akuter Leberinsuffizienz mit der Gefahr der Kumulation und des Auftretens toxischer Serumkonzentrationen zu rechnen. Bei chronischer Leberinsuffizienz kommt es bei Anwendung der üblichen Erhaltungsdosis zur Kumulation und zum Auftreten zu hoher Serumdigoxinkonzentrationen mit unter Umständen toxischen Nebenwirkungen. Dieses Herzglykosid sollte daher bei Lebererkrankungen in reduzierter Dosierung unter regelmäßiger Kontrolle der Serumdigoxinkonzentration angewendet werden oder besser gar nicht gegeben werden.

Literatur

1. Abshagen, U., H. Rennekamp, R. Küchler, N. Rietbrock: Formation and disposition of bis — and monoglycoside after administration of 3H-β-Methyldigoxin in man. Europ. J. Clin. Pharmacol. 7, 177−183 (1974).
2. Bonelli, J.: Neuere Herzglykoside. Arzneimittelpraxis 8, 2, 221−223 (1978).
3. Caldwell, J. H., Ch. T. Cline: Biliary excretion of digoxin in man. Clin. Pharm. Ther. 19, 410−415 (1976).
4. Doherty, J. E., W. H. Perkins: Studies with tritiated digoxin in human subjects after intravenous administration. Am. Heart J. 63, 528−536 (1962).
5. Hamamoto, H., H. Takeda, T. Tokuoka, K. Kitamura, T. Takanashi, M. Bamba: The metabolism of digitoxin in hepatic cirrhosis of human subjects. Japanese Circulation Journal 42, 7, 893−900 (1978).
6. Johnson, B. F., C. E. Bye, G. E. Lones, G. A. Sabey: The pharmacokinetics of β-methyldigoxin compared with digoxin tablets and capsules. Europ. J. Clin. Pharmacol. 10, 231−236 (1976).
7. Krautwald, A.: Die Therapie der Herzinsuffizienz, aus: Herzkrankheiten. Hrsg. von H. Reindell, H. Roskamm, Springer Verlag Berlin 1977.
8. Marcus, F. J., G. G. Kapadia: The metabolism of tritiate digoxin in cirrhotic patients. Gastroenterology 47, 517−524 (1964).
9. Rameis, H., J. Bonelli, H. Waginger, K. Hruby: Zur Pharmakokinetik von β-Methyldigoxin und β-Acetyldigoxin bei Patienten mit Leberzirrhose. Wien klin. Wschr. 93, 572 (1981).
10. Rietbrock, N., U. Abshagen, K. v. Bergmann, U. Rennekamp: Disposition of β-methyldigoxin in man. Europ. J. Clin. Pharmacol. 9, 105 (1975).
11. Somogyi, G., A. Fölváry, E. Ibrányi, E. Kiss: Per os adott Digoxin felszivódása máj-cirrhosisban. Orv. Hetil. 2, 116 (1975).
12. Somogyi, G., A. Káldor, B. Gachályi, E. Ibrányi: A plasma Lanitop-szintjének alakulása májcirrhosisos betegeken oralis adagoláse után. Magyar Belervosi Arch. 29, 149−150 (1976).
13. Somogyi, G., G. Gostzonyi, B. Gachályi, E. Ibrányi: Serumkonzentrationen von Digoxin und β-Methyldigoxin während und nach einer akuten Hepatitis. Therapiewoche 28, 3317−3321 (1978).
14. Storstein, L., J. Amlie: Pharmacokinetics and metabolism of digitoxin in patients with chronic active hepatitis. In: Digitoxin als Alternative in der Therapie der Herzinsuffizienz, S. 191−198. Hrsg.: K. Greeff, N. Rietbrock, Schattauer Stuttgart, New York (1979).
15. Zilly, W., E. Richter, N. Rietbrock: Pharmacokinetics and metabolism of digoxin and β-methyldigoxin in patients with acute hepatitis. Clin. Pharm. Ther. 17, 302−309 (1975).
16. Zilly, W., E. Richter, N. Rietbrock: Pharmakokinetik von Digoxin und Methyldigoxin bei Patienten mit akuter Hepatitis. Med. Klin. 73/13, 463−469 (1978).
17. Zilly, W.: Digitoxin bei akuter und chronischer Leberinsuffizienz. In: Digitoxin als Alternative in der Therapie der Herzinsuffizienz, S. 199−212. Hrsg.: K. Greeff, N. Rietbrock, Schattauer Stuttgart, New York (1979).

Digitoxin-Serumkonzentrationen bei Intensivpatienten mit renaler und hepatorenaler Insuffizienz

Chr. Maier, K.-D. Kolenda

Bei der Behandlung der Herzinsuffizienz von Intensivpatienten hat sich Digitoxin als ein risikoarmes Glykosid erwiesen (7). Der wichtigste Grund dafür ist, daß die Digitoxin-Elimination im Gegensatz zu der von Digoxin nicht von der Nierenfunktion abhängig ist (2). Gerade bei dieser Patientengruppe kommt es häufig zu einem akuten Nierenversagen, das durch einen wechselvollen und schwer vorhersehbaren Verlauf gekennzeichnet ist. Bei den oft täglich wechselnden Kreatininwerten ist die Einhaltung einer adaptierten Digoxindosierung praktisch nicht möglich, so daß die Intoxikationsrate entsprechend hoch ist.

Auf der Chirurgischen Intensivstation werden wir häufig mit Patienten konfrontiert, bei denen das akute Nierenversagen im Rahmen eines „multiple organ failure" auftritt (1). Pathogenetisch steht hier die Sepsis bzw. der septische Schock im Mittelpunkt (9). Hierbei entwickelt sich neben einem Nierenversagen ein durch eine Hyperbilirubinämie gekennzeichnetes Leberversagen („Schockleber", toxisch-septisches Leberversagen). Hinzu kommt, daß Patienten mit bereits präoperativ vorgeschädigter Leber, besonders Leberzirrhose, einen relevanten Anteil unserer Intensivpatienten darstellen. Diese müssen sich manchmal großen Eingriffen unterziehen und sind in besonderem Maße von postoperativen Komplikationen bedroht. Nicht selten kommt es dabei postoperativ neben der Dekompensation der Zirrhose zu einem Nierenversagen. Bei diesen Patienten mit einer hepatorenalen Insuffizienz wirft im Falle des Auftretens einer zusätzlichen Herzinsuffizienz die Digitalisierung besondere Probleme auf.

Die Problematik der Digitoxingabe bei kombinierter renaler und hepatischer Insuffizienz ergibt sich aus den bekannten pharmakologischen Daten des Digitoxin (3, 5, 8). Digitoxin wird normalerweise zu 60 % über die Nieren und zu 40 % über die Faeces eliminiert. Nierenfunktionsstörungen führen bekanntlich nicht zu einer Kumulation, weil in diesem Fall die faekale Elimination kompensatorisch erhöht ist (10). Patienten mit alleiniger akuter oder chronischer Leberschädigung weisen ebenfalls weitgehend normale Serumspiegel auf, wobei die renale Clearance für Digitoxin erhöht sein kann (4, 11, 12). Bei Vorliegen einer kombinierten Leber- und Niereninsuffizienz sind jedoch beide Kompensationsmechanismen verlegt, und es dürfte eine erhebliche Gefährdung des Patienten resultieren. So fand Zilly (11, 12) bei einer Patientin mit Leberzirrhose und Glomerulonephritis eine auf 31 Tage verlängerte Halbwertzeit von Digitoxin bei Verwendung einer Einmaldosis von ^{3}H-markiertem Digitoxin. Aufgrund dieser Beobachtung warnte er vor der Anwendung von Digitoxin bei gleichzeitig bestehender Leber- und Niereninsuffizienz (12). Da es sich bei der Beobachtung von Zilly um einen Einzelfall handelt und wir auf unserer chirurgischen Intensivstation bei Patienten mit einer Leberund Niereninsuffizienz schwere Digoxin-Intoxikationen miterleben mußten, haben wir an einem größeren Patientenkollektiv mit hepatorenaler Insuffizienz unter engmaschiger klinischer und radioimmunologischer Kontrolle die Verträglichkeit von Digitoxin systematisch untersucht.

Patienten und Methodik

Die Untersuchungen wurden an insgesamt 26 Patienten der septischen und aseptischen Intensivstation der Chirurgischen Universitätsklinik Kiel durchgeführt, die eine behandlungsbedürftige Herzinsuffizienz entwickelten. 16 Patienten waren nicht vordigitalisiert, während zwei Patienten mit Digitoxin und acht Patienten mit

Digoxin vorbehandelt waren. Alle Patienten wurden zeitweilig künstlich beatmet und hatten einen schweren Schock verschiedener Genese erlitten. Sofern sie nicht vordigitalisiert waren, erhielten sie 2 × 0,5 mg Digitoxin (Digimerck®) intravenös an zwei aufeinanderfolgenden Tagen. Die mit Digoxin vorbehandelten Patienten wurden nach einer unterschiedlich langen Digitalispause ebenso behandelt. Anschließend erhielten sie ebenso wie die Patienten, die bereits mit Digitoxin vordigitalisiert waren, eine tägliche, intravenöse Erhaltungsdosis von 0,1 mg Digitoxin. Neben der klinischen und elektrokardiographischen Kontrolle erfolgte täglich im Beobachtungszeitraum von mindestens 8 bis maximal 40 Tagen eine Bestimmung der Digitoxin-Serumkonzentration mit einem handelsüblichen Radioimmunassay (Fa. Becton, Dickinson, New York). Außerdem wurden täglich die leberspezifischen Enzyme, Gesamtbilirubin und direktes Bilirubin, Harnstoff, Kreatinin, Quick und Gesamteiweiß im Serum bestimmt.

Die untersuchten Patienten wurden in zwei Gruppen unterteilt. Die Gruppe I bestand aus 13 Patienten mit einer ausgeprägten Niereninsuffizienz mit Kreatininwerten zwischen 2 und 9 mg% sowie einer gleichzeitigen Leberfunktionsstörung. Die Werte für Bilirubin, hervorgerufen durch eine Erhöhung im wesentlichen des direkten Bilirubins, lagen zwischen 5 und 45 mg% im Beobachtungszeitraum. Als Kontrolle dienten 13 Patienten der Gruppe II. Hier überwog das renale Versagen bei einem Kreatinin von 2–11 mg%. Das Gesamt-Bilirubin war bei einigen dieser Patienten kurzfristig leicht erhöht. Sieben Patienten aus dieser Gruppe waren nicht vordigitalisiert und wurden in der oben beschriebenen Weise zunächst mit einer Sättigungsdosis und dann mit einer Erhaltungsdosis von Digitoxin digitalisiert. Die übrigen sechs Patienten dieser Gruppe waren mit Digitoxin vorbehandelt. In Bezug auf die Werte für Quick und Gesamteiweiß lagen — wohl als Folge der Substitutionstherapie — beide Gruppen annähernd im Normbereich.

Ergebnisse

In Tab. 1 sind die klinischen Daten von neun Patienten der Gruppe I aufgeführt, die nicht vordigitalisiert waren und von uns in der beschriebenen Weise neu digitalisiert wurden. Sie sind repräsentativ auch für die vier weiteren Patienten dieser Gruppe, deren Werte wir nur im Digitoxin-steady-state messen konnten. Bei der Grunderkrankung steht erwartungsgemäß der septische Schock im Vordergrund. Fünf Patienten hatten bereits eine Lebervorschädigung, drei

Tab. 1: Klinische Daten von neun nicht vordigitalisierten Patienten der Gruppe I

Gruppe I	Intensivpatienten mit hepatorenaler Insuffizienz	
Grunddiagnose	Nierenerkrankung	Lebererkrankung
1. Sept. Schock bei Cholecystitits	Präop. CNV*	dek. Leberzirrhose
2. Pankreatitisch-tox. Schock	ANV**	Schockleber (tox.?)
3. Peritonitis, sept. Schock	ANV	tox. Leberversagen (?)
4. Schock unklarer Genese bei akutem Abdomen	ANV	Schockleber (hist. gesichert)
5. Pankreas-Ca., OP	post-op. ANV	dist. Choledochusverschluß, Cholestase
6. Pankreatitis	ANV	Chron. aggr. Hepatitis, Schockleber
7. Hämorrhag. Schock bei Oesophagusvarizenblutung	ANV	Leberzirrhose, Schockleber
8. Urosept. Schock	prä-op. CNV bei Nephrolithiasis Schockniere	Schockleber (tox.? Hypoxie)
9. Peritonitischer Schock bei perfor. Ulcus duodeni	ANV	kleinknotige Leberzirrhose

* CNV chronisches Nierenversagen
** ANV akutes Nierenversagen

dieser Patienten eine äthanolbedingte histologisch gesicherte Leberzirrhose. Bei der Gruppe II mit vorwiegender renaler Insuffizienz ohne wesentliche Leberbeteiligung überwiegt der hypovolämische Schock nach Polytrauma als Grundkrankheit (Tab. 2).

Abb. 1 zeigt die steady-state-Serumkonzentrationen von Digitoxin bei beiden Patientengruppen, deren klinische Daten in Tab. 1 und 2 aufgeführt sind. Die Mittelwerte der Digitoxin-Serumkonzentration beider Patientengruppen zeigen während des Beobachtungszeitraums keine signifikanten Unterschiede. Während des gesamten Beobachtungszeitraums wurden weder klinische Hinweise auf eine Intoxikation noch toxische Serumkonzentrationen von Digitoxin festgestellt.

Tab. 3 zeigt eine Gegenüberstellung der Mittelwerte aller 26 Patienten. Bei den hier aufgeführten Werten handelt es sich um Digitoxinkonzentrationen im steady-state, die an Tagen gemessen wurden, an denen eine renale bzw. hepatorenale Insuffizienz bestand. Digitoxinkonzentrationen, die diese Kriterien nicht erfüllten, wurden nicht berücksichtigt. Diese Gegenüberstellung zeigt deutlich, daß keinerlei Unterschied zwischen beiden Gruppen hinsichtlich der Digitoxin-Serumkonzentration besteht und die gemessenen Werte sich nicht von denen leber- und nierengesunder Patienten unterscheiden. Darüber hinaus unterteilten wir die 79 Einzelwerte der Gruppe I in vier Untergruppen, um zu prüfen, ob der Schweregrad der hepatischen und renalen Insuffizienz einen Einfluß auf den Serumspiegel ausübt (Tab. 4). Die aufgeführten Mittelwerte zeigen keine Beziehung zum Schweregrad der hepatorenalen Insuffizienz. Dies wird auch unterstrichen durch die Konstanz der Serumkonzentration in den beiden Einzelfalldarstellungen (Abb. 2 und Abb. 3). Darüber hinaus zeigen diese beiden Beispiele, daß auch die Art und die Genese der Leberstörung keinen Einfluß auf die Digitoxin-Serumkonzentrationen haben. Die Serumkonzentration des Patienten mit Leberzirrhose unterscheidet sich nicht von der des Patienten mit einer Schockleber.

Bei einem Patienten der Gruppe I, der mit Digitoxin vorbehandelt war, kam es zu einer klinischen Digitalisintoxikation mit dazu korrespondierendem erhöhten Serum-Digitoxinspiegel (bis maximal 32 ng/ml). Dieser Patient war bereits vor Aufnahme auf unsere Intensivstation mit einer hohen Sättigungsdosis von 6 × 0,25 mg behandelt worden. Die von uns durchgeführte Digitalispause war zu kurz gewählt. Nachdem nach einer weiteren Pause von mehreren Tagen die Intoxikationszeichen abgeklungen und der Serumspiegel sich normalisiert hatte, war kein weiteres Ansteigen des Serumspiegels unter der

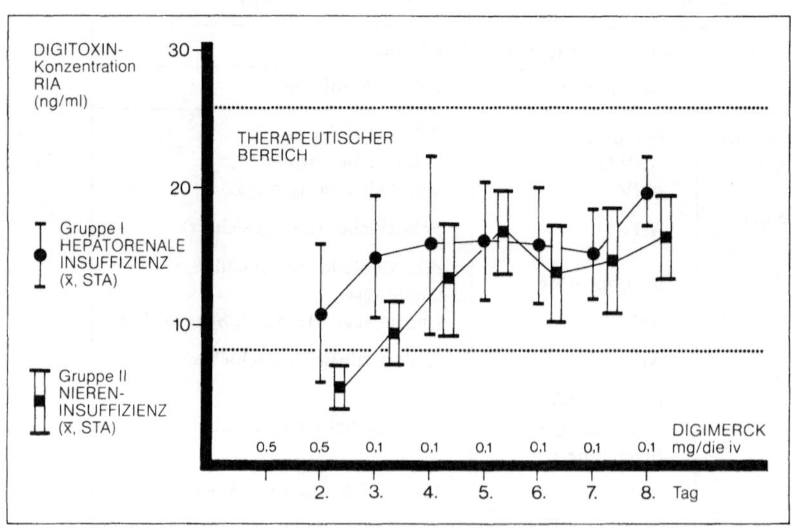

Abb. 1: Verlauf der Digitoxin-Serumkonzentrationen der nicht vordigitalisierten Patienten der Gruppe I und II.

Tab. 2: Klinische Daten von sieben nicht vordigitalisierten Patienten
der Gruppe II

Gruppe II	Intensivpatienten mit renaler Insuffizienz
Grunddiagnose	Nierenerkrankung
1. Polytrauma hämorrhagischer Schock	ANV im Schock
2. Tetanus Pneumonie	ANV (tox.?)
3. Polytrauma hämorrhagischer Schock	ANV im Schock
4. Sept. Schock bei diff. Peritonitis Mesenterialinfarkt	post-op. ANV
5. Choledochusruptur gallige Peritonitis	post-op. ANV
6. Polytrauma hämorrhagischer Schock	ANV im Schock
7. Sept. Schock bei nekrotisierender Cholecystitis Peritonitis	prä-op. chron. Nierenversagen

Tab. 3: Vergleich der mittleren Digitoxin-Serumkonzentrationen im steady state bei sämtlichen
Patienten der Gruppe I und II

	$\bar{n}$	Einzelwerte n	$\bar{x}$	$s_{\bar{x}}$	Anzahl toxischer Einzelwerte (> 26)	bei n Patienten
I. Patienten mit hepato- renaler Insuffizienz	13	79	17,81	3,82	6	1
II. Patienten mit Nieren- insuffizienz	13	88	17,99	5,23	4	1

Tab. 4: Mittlere Digitoxin-Serumkonzentration im steady state
(79 Einzelwerte bei insgesamt 13 Patienten der Gruppe I)

	I	II	III	IV	
Kreatinin i.S. (mg%) Bilirubin i.S. (mg%)	2−5 5−10	> 5 5−10	2−5 > 10	> 5 > 10	
Einzelwerte	28	22	22	7	= 79
RIA (ng/ml) $\bar{x}$ $s_{\bar{x}}$	17,85 5,27	15,20 4,84	18,52 5,26	19,26 3,89	

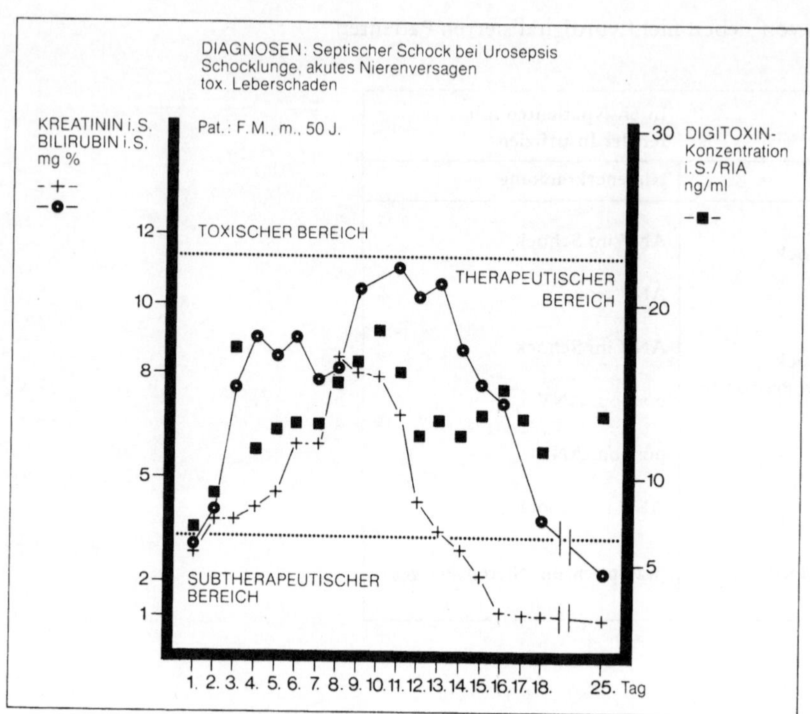

Abb. 2: Verlauf der Digitoxin-Serumkonzentration, des Gesamt-Bilirubins und des Kreatinins im Serum bei einem Patienten mit septischem Schock.

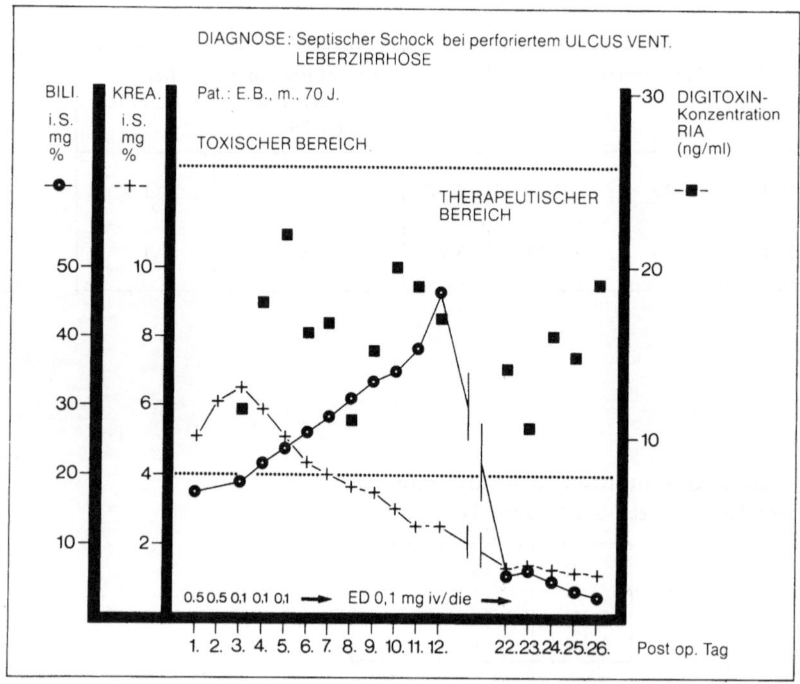

Abb. 3: Verlauf der Digitoxin-Serumkonzentration, des Gesamt-Bilirubins und des Kreatinins im Serum bei einem Patienten mit septischem Schock und dekompensierter Leberzirrhose.

30

üblichen Erhaltungsdosis trotz progredienter hepatorenaler Insuffizienz festzustellen. Demgegenüber bleibt anzumerken, daß von insgesamt acht mit Digoxin-Präparaten vorbehandelten Patienten bei vier vor Eintritt in unsere Studie zum Teil lebensbedrohliche Intoxikationen zu beobachten waren, weil trotz Dosisreduktion im Rahmen der renalen Störung eine Kumulation von Digoxin nicht zu vermeiden war.

Diskussion

Wie läßt sich der überraschende Befund erklären, daß auch bei Intensivpatienten mit einer hepatorenalen Insuffizienz keine Kumulation von Digitoxin zu beobachten ist? Die Schockleber ist gekennzeichnet durch ein interstitielles Ödem und eine Thrombosierung in kleinen und großen Pfortaderästen (6). Denkbar wäre, daß trotz dieser schweren Schädigung die Leber noch über genügend Kapazität zur Metabolisierung und evtl. auch zur biliären Elimination von Digitoxin verfügt. Bekanntlich ist ja auch bei der akuten Hepatitis und der dekompensierten Leberzirrhose die Metabolisierungs- und Exkretionsfähigkeit der Leber für Digitoxin nicht wesentlich gestört (4, 11, 12). Eine weitere Denkmöglichkeit ist, daß bei Patienten mit einer hepatorenalen Insuffizienz kompensatorisch Digitoxin und Metaboliten über den Darm ausgeschieden werden.

Unabhängig von diesen hypothetischen Überlegungen läßt sich als Schlußfolgerung für die klinische Praxis aus den mitgeteilten Befunden ableiten, daß auch bei Intensivpatienten mit einer hepatorenalen Insuffizienz eine Herzinsuffizienz mit Digitoxin in der üblichen Dosierung behandelt werden kann.

Literatur

1. Eisenman, B., R. Beart, L. Norton: Multiple organ failure, Surg. Gynec. obstet. *144*, 323—327 (1977).
2. Grosse-Brockhoff, F., U. Peters: Digitoxin bei chronischer Niereninsuffizienz, In: Digitoxin als Alternative in der Therapie der Herzinsuffizienz, S. 177—190. Schattauer, Stuttgart — New York 1979.
3. Kolenda, K.-D., St. Jost, F. Kokenge: Digoxin oder Digitoxin? Ther. d. Gegenw. *120*, 21—39 (1981).
4. Peter, U., W. P. Fritsch, B. Grabensee: Untersuchungen zur Pharmakokinetik von Digitoxin bei Patienten mit Leberzirrhose. Verh. Dtsch. Ges. Inn. Med. *84*, 1465—1468 (1978).
5. Peters, U.: Klinische und pharmakologische Grundlagen für eine kontrollierte Digitalistherapie. Z. Kardiol. *69*, 247—261 (1980).
6. Remmele, W., H. Loeper: Zur pathologischen Anatomie des Kreislaufschocks beim Menschen. Klin. Wschr. *51*, 10—24 (1973).
7. Rietbrock, I., J. Riemenschneider: Varianz der Digitoxinkonzentration im Plasma — eine Analyse der bestimmenden Faktoren. In: Digitoxin als Alternative der Therapie der Herzinsuffizienz, S. 68—75. Schattauer, Stuttgart — New York 1979.
8. Rietbrock, N., R. G. Alken: Die Therapie der Herzinsuffizienz mit Digitalis. Dtsch. med. Wschr. *105*, 1622—1628 (1980).
9. Schuster, H. P.: Akutes Nierenversagen nach großen Operationen. Dtsch. med. Wschr. *105*, 1633—1634 (1980).
10. Vöhringer, H. F., N. Rietbrock: Renale und extrarenale Elimination von Digitoxin. In: Digitoxin als Alternative in der Therapie der Herzinsuffizienz, S. 114—125. Schattauer, Stuttgart — New York 1979.
11. Zilly, W.: Digitoxin bei akuter und chronischer Leberinsuffizienz. In: Digitoxin als Alternative in der Therapie der Herzinsuffizienz, S. 199—211. Schattauer, Stuttgart — New York 1979.
12. Zilly, W.: Digitoxin bei Patienten mit Leberinsuffizienz. In: Digitalistherapie bei Herzinsuffizienz, S. 57—63. Urban und Schwarzenberg, München — Wien — Baltimore 1981.

Klinische relevante Wechselwirkungen von Digitalispräparaten

J. Kuhlmann

Wechselwirkungen zwischen verschiedenen Arzneimitteln sind relativ häufig, da die Verordnung nur eines Medikamentes heute nicht die Regel sondern eher eine Ausnahme darstellt. Trotz der Vielzahl von Interaktionsmöglichkeiten muß aber nicht jede von ihnen klinische Bedeutung erlangen. Zur Beurteilung ihrer klinischen Relevanz ist eine Einteilung nach Pathogenese, Häufigkeit ihres Auftretens, Gefährlichkeit und den sich daraus ergebenden praktischen Konsequenzen notwendig. Viele beschriebene Wechselwirkungen sind aus tierexperimentellen Befunden abgeleitet worden und dürfen wegen der großen Speziesunterschiede nicht kritiklos auf den Menschen übertragen werden. Andere gehen wiederum nur auf eine zufällige Beobachtung eines oder einiger weniger Fälle zurück und sind häufig nur unzureichend dokumentiert, so daß die Prüfung ihrer klinischen Relevanz relativ schwierig ist. Bei Kenntnis von Pharmakokinetik und Pharmakodynamik der zu verordnenden Pharmaka kann man andererseits viele Interaktionsmöglichkeiten schon vorhersehen und durch geeignete Maßnahmen vermeiden. Obwohl herzwirksame Glykoside zu den fünf am meisten verordneten Medikamenten gehören, ist über die klinische Relevanz von Wechselwirkungen zwischen Herzglykosiden und anderen Pharmaka relativ wenig bekannt. Dies ist um so erstaunlicher, als derartige Wechselwirkungen aufgrund der geringen therapeutischen Breite der Herzglykoside gefährlich sein können. Auf einige klinisch bedeutsame Wechselwirkungen, die zu einer Unterdigitalisierung oder aber zu einer Digitalisintoxikation führen können, soll im folgenden näher eingegangen werden.

Pharmazeutische Phase

Nach Ariens und Simonis kann man zwischen pharmazeutischen, pharmakokinetischen und pharmakodynamischen Wechselwirkungen unterscheiden (Tab. 1). Pharmazeutische Wechselwirkungen beginnen bereits außerhalb des Körpers bei der Herstellung von Kombinationspräparaten und der Mischung von Pharmaka in Infusionslösungen und setzen sich fort am Ort des Eintritts in den Organismus im Gastro-Intestinaltrakt.

Tab. 1: Verschiedene Möglichkeiten von Arzneimittelinteraktionen

> *Pharmazeutische Phase*
> Galenische Zubereitung
> Physikalische Unverträglichkeit
> Gastro-Intestinaltrakt
>
> *Pharmakokinetische Phase*
> Resorptionsmechanismen
> Verteilung
> Biotransformation
> Elimination
>
> *Pharmakodynamische Phase*
> Direkt
> Indirekt

1 Galenische Zubereitung

Die Resorption des hochlipophilen Digitoxins, als Tablette verabreicht, erfolgt nahezu vollständig (62, 101). Demgegenüber wird das weniger lipophile Digoxin nur unvollständig (ca. 60 %) aus dem Darm resorbiert. Daher wurden durch Acetylierung und Methylierung der endständigen Digitoxose des Digoxins lipophile Substanzen synthetisiert, die eine höhere Verfügbarkeit von über 80 % aufweisen. Somit galten mittlere Erhaltungsdosen von 0,375 mg/Tag Digoxin (z. B. Lanicor[R]), 0,3 mg/Tag β-Acetyldigoxin (z. B. Novodigal[R]) und 0,2 mg/Tag β-Methyldigoxin (z. B. Lanitop[R]) als therapeutisch gleichwertig (88). Die gegenüber dem Novodigal geringere Erhaltungsdosis von Lanitop beruht bei etwa gleicher Bioverfügbarkeit auf dem unterschiedlichen pharmakokinetischen Verhalten beider Substanzen (89). Eine weitere Erhöhung der Bioverfügbarkeit ist aber grundsätzlich auch bei reinen Digoxinpräparaten durch verschiedene galenische Maßnahmen möglich (53, 86). So wurden unter Verwendung von Kieselsäure-Matrix Digoxin-Tabletten (Digacin[R]) entwickelt, aus denen der Wirkstoff sehr rasch freigesetzt wird, wodurch sich die Bioverfügbarkeit auf über 80 % erhöht (39, 86). Entsprechend dieser höheren Bioverfügbarkeit muß für dieses Präparat die mittlere Erhaltungsdosis gegenüber den anderen Digoxinpräparaten reduziert werden, um ein erhöhtes Intoxikationsrisiko zu vermeiden. Durch eine prospektive klinische Studie ist diese notwendige Dosisreduktion bestätigt worden (39). Somit dürfte die Bioverfügbarkeit auch des Digoxins heute kein therapeutisches Problem mehr darstellen. Es muß aber die therapeutische Äquivalenz der verschiedenen Präparate unbedingt gegeben sein, um Dosierungsfehler zu vermeiden, die eine Digitalisintoxikation herbeiführen können. Dies sei am Beispiel des Lanicor verdeutlicht: Bis 1979 galt für Digoxin aus Lanicor-Tabletten eine mittlere Bioverfügbarkeit von 55 bis 65 %, wie durch zahlreiche Arbeiten belegt wurde (Tab. 2). In zwei experimentellen Arbeiten aus den Jahren 1979/1980 (13, 27) wurde jetzt für Lanicor-Tabletten eine Bioverfügbarkeit um 80 % ermittelt. Das entspricht einer relativen Steigerung um 33 %. Als Ursache für die verbesserte Bioverfügbarkeit von Lanicor muß eine Änderung der Galenik angesehen werden, wie sie kürzlich auch vom Hersteller zugegeben wurde (91). Es müßte dann aber die Erhaltungsdosis des verbesserten Lanicors dementsprechend um den gleichen Prozentsatz reduziert werden, d.h. von bisher 0,375 auf 0,25 mg pro Tag, um ein erhöhtes Intoxikationsrisiko zu vermeiden. Als einziger Hinweis seitens des Herstellers an die Ärzteschaft wird in der Rosten Liste 1979/80 eine neue Erhaltungsdosis von 0,25 bis 0,375 mg Lanicor pro Tag angegeben, während die mittlere Erhaltungsdosis von Lanicor in den Jahren 1974 bis 1978 in der Roten Liste mit 0,375 mg angegeben wurde. Dies dürfte aber als alleiniger Hinweis im Sinne der Arzneimittelsicherheit keinesfalls ausreichend sein (92). Es ist vielmehr zu fordern, in einer umfangreichen prospektiven klinischen Studie zu prüfen, welche Dosierungsrichtlinien für Lanicor ab 1979/80 ausgegeben werden müssen, um eine ausreichende Wirkung zu gewährleisten, ohne das Intoxikationsrisiko zu er-

Tab. 2: Bioverfügbarkeit von Lanicor-Tabletten von 1974–1980 (53)

Jahr	Bioverfügbark.	Methodik	Literatur
1974	50,9 %	i.v./p.o. Erhaltungsdosen	Krämer et al., Münch. Med. Wschr. *116*, 1505
1974	53,7 %	AUC 0–24 Std.	Rietbrock, Guggenmos: Naunyn-Schmiedeberg's Arch. Pharmacol. Suppl. *282*. R. 80
1976	55,0 %	steady-state-Plasmaspiegel (56 %) renale Digoxinaussch. (53,9 %)	Rietbrock: Arzneim.-Forsch. *26*, 135
1977	56,0 %	renale Digoxinausscheidung	Greeff et al., Arzneim.-Forsch. *27*, 2358
1978	62,0 %	renale Digoxinausscheidung	Larbig et al., Die Glykosidkonzentration und ihre klinische Bedeutung (Mannheimer Morgen: Mannheim (1978), S. 24
1978	60,0 %	renale Digoxinausscheidung	Futter, in: Larbig et al.: Die Glykosidkonzentration und ihre klinische Bedeutung (Mannheimer Morgen: Mannheim 1978) S. 27
1979	68,8 %	AUC 0–12 Std. (66,4 %) AUC 0–24 Std. (72,6 %) renale Digoxinausscheidung (67,3 %)	Rietbrock et al., Herz/Kreisl. *11*, 470
1979	67,3 %	steady-state-Plasmaspiegel (72,2 %) renale Digoxinaussch. (61,8 %)	Rietbrock et al., Arzneim.-Forsch. *29*, 1724
1979	77,6 %	AUC 0–48 Std. (72,4 %)	Clasen et al., Dtsch. Med. Wschr. *104*, 543
1980	81,7 %	AUC im steady-state (84,2 %) renale Digoxinaussch. (79,2 %)	Betzien et al., Herz/Kreisl. *12*, 115

höhen. Bis dahin erscheint die Anwendung eines anderen Präparates mit bekannter hoher Verfügbarkeit vorteilhafter zu sein. Leider haben aber die meisten Digoxinpräparate bis heute nur eine Bioverfügbarkeit von 60 bis 70 %. Solange hier vom Hersteller keine Abhilfe geschaffen wird, bietet sich β-Acetyldigoxin als Alternative an, das bei oraler Applikation nahezu vollständig als Digoxin in den Organismus gelangt. Das α-Acetyldigoxin oder aber Gemische von α- und β-Acetyldigoxin sollten nicht mehr verwendet werden. Ein Vergleich der biologischen Verfügbarkeit von α- und β-Acetyldigoxin (Dioxanin[R] bzw. Novodigal[R]) ergab, daß die relative Verfügbarkeit von α-Acetyldigoxin nur 70 % der des β-Acetyldigoxins beträgt (Abb. 1; 85, 90). Als Ursache hierfür wird vornehmlich die unterschiedliche Kristallform der beiden Digoxinderivate angenommen. Ferner ist aber auch die Unbeständigkeit der Acetylester für ihre biologische Verfügbarkeit und für die klinische Wirksamkeit von Bedeutung. In einem neutral bis alkalisch reagierenden wässrigen Milieu bzw. bei der Verwendung hygroskopischer Hilfsstoffe wird die an der endständigen Digitoxose haftende Acetylgruppe aus der β-Position in die α-Position verlagert (Tab. 3; 87). Da das Gleichgewicht der Reaktion auf der Seite des α-Acetyldigoxins liegt, ist die Isomerisierung praktisch nur für das β-Acetyldigoxin von klinischer Relevanz. Daher sind Kombinationen von β-Acetyldigoxin mit dem hygroskopischen,

alkalisch reagierenden Salz des Kalium-Magnesium-Aspartats in einer Tablette problematisch. Bei feuchter Lagerung und alkalischem Milieu kann eine allmähliche Umlagerung der Acetylgruppe aus ihrer β-Position in die α-Position stattfinden, die zu einer Abnahme der biologischen Verfügbarkeit solcher Präparate führen kann. Diese Inkompatibilität von β-Acetyldigo-

Tab. 3: Isomerisierung von β- und α-Acetyldigoxin bei pH 7,4 und 37 °C (87)

a) Novodigal[R] Tabletten, Charg. No. 21 23 92

Zeit (min)	Laufmittel CHCl$_3$/Aceton	
	% β-AD	% α-AD
15	70,3	29,7
30	55,1	44,9
45	48,8	51,2
60	40,0	60,0

b) Dioxanin[R]-Tabletten, Charg. No. 20 45 61

Zeit (min)	Laufmittel CHCl$_3$/Aceton	
	% β-AD	% α-AD
15	14,9	85,1
30	18,2	81,8
45	19,3	80,7
60	19,6	80,4

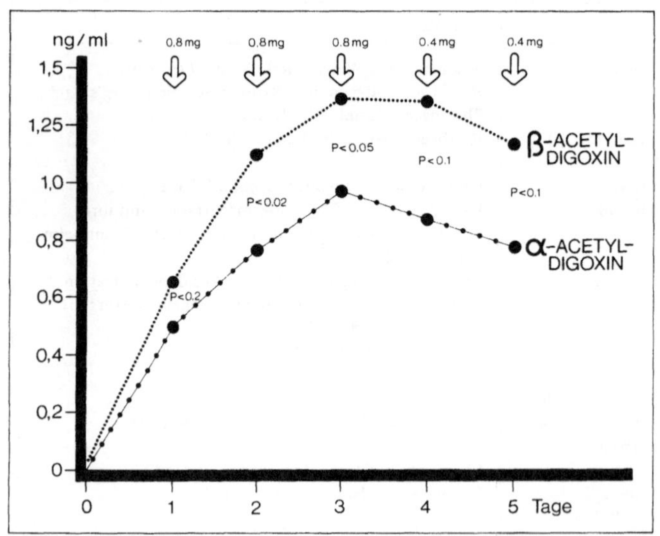

Abb. 1:
Mittlere Digoxin-Plasmakonzentrationen nach Verabfolgung von β-Acetyldigoxin und α-Acetyldigoxin per os (n = 6; x ± Sx; 85, 90).

xin und Kalium-Magnesium-Aspartat ist meines Wissens bislang nur beim Gladixol[R] durch Abisolierung des β-Acetyldigoxins vom Kalium-Magnesium-Aspartat behoben worden, so daß eine dem Monopräparat (Novodigal[R]) vergleichbare biologische Verfügbarkeit erreicht wurde (90).

Vorsicht ist bei der Anwendung von Methyldigoxin, z.B. bei leberkranken Patienten wegen der eingeschränkten Demethylierung, geboten, wie von Rameis und Bonelli berichtet wurde (81). Als weiterer Nachteil des β-Methyldigoxins gegenüber Digoxin und β-Acetyldigoxin muß das Vorhandensein zweier herzwirksamer Glykoside mit unterschiedlicher Pharmakokinetik im Organismus nach der Gabe von β-Methyldigoxin angesehen werden. Da β-Methyldigoxin (Lanitop[R]) aber auch gegenüber dem β-Acetyldigoxin (Novodigal[R]) und dem heute zur Verfügung stehenden Digoxinpräparat mit hoher Bioverfügbarkeit (Digacin[R]) keine Vorteile hinsichtlich der Resorption aufweist, bleibt zu überlegen, ob man diese Substanz noch verwenden sollte.

2 Wechselwirkungen im Magen-Darm-Trakt

Neben Wechselwirkungen, die außerhalb des Körpers stattfinden, können solche auch nach der Applikation im Darmlumen auftreten. Einige mögliche Mechanismen von Wechselwirkungen zwischen verschiedenen Substanzen im Magen-Darm-Trakt sind in Tab. 4 aufgeführt. Wechselwirkungen zwischen Herzglykosiden und anderen Pharmaka im Gastrointestinaltrakt sind besonders durch Veränderungen der pH-Verhältnisse, durch Motilitätsunterschiede, durch Komplex-, Chelat- oder Ionenpaarbildung sowie durch Schädigungen der Darmschleimhaut bedingt (52).

pH-Verhältnisse

Änderungen des pH-Wertes in den Gastrointestinalflüssigkeiten können die Motilität des Intenstinums und die Lösungsgeschwindigkeit von Tabletten verändern und dadurch die Arzneimittelresorption beeinflussen. Azidität und Alkalität von Magen- und Darm-Saft vermögen unter Umständen auch chemische Veränderungen am Wirkstoff zu induzieren, die zu einer Beeinträchtigung der Resorption und/oder zu einer Wirkungsabnahme des applizierten Arzneimittels führen können. Wie Abb. 2 zeigt, ist Digoxin in stark saurer Inkubationslösung keineswegs unangreifbar. Vielmehr waren schon nach einer Inkubationsdauer von 10 Minuten 45 % der ursprünglich vorhandenen Digoxinmenge zu zuckerärmeren Metaboliten abgebaut (56). Nach einer Inkubationszeit von einer Stunde waren nahezu 90 % der inkubierten Digoxinmenge hydrolysiert, während eine Inkubation von 2 Stunden zur vollständigen Hydrolyse des Digoxins führte. Als Produkte der Säurehydrolyse traten Digoxigenin-bis-digitoxosid, Digoxigenin-mono-digitoxosid und Digoxigenin auf, wobei das Genin mit 75 % der ursprünglich inkubierten Digoxinmenge nach zweistündiger Inkubation den weitaus größten Anteil ausmachte. Gegenüber weniger sauren Pufferlösungen verhalten sich Digoxin und seine methylierten sowie acetylierten Derivate dagegen stabiler, wie in Abb. 3 am Beispiel des β-Methyldigoxins gezeigt wird. Während Methyldigoxin nach zweistündiger Inkubation bei pH 1 ebenfalls nahezu vollständig hydrolysiert wird, sind bei pH 2 nach 2 Stunden nur etwa 40 % der ursprünglich inkubierten Methyldigoxinmenge hydrolysiert worden. Eine Demethylierung des Methyldigoxins zum Digoxin ist nicht feststellbar; vielmehr wird die Methylgruppe zusammen mit dem Zucker abgespalten. Im Gegensatz da-

Tab. 4: Mögliche Mechanismen von Wechselwirkungen im Gastrointestinaltrakt (51)

Veränderungen der pH-Verhältnisse
Nahrungsaufnahme und Motilitätsunterschiede
Komplex-, Chelat- und Ionenpaar-Bildung
Veränderungen von Volumen, Zusammensetzung und Viskosität der Intestinalflüssigkeit
Veränderungen der Durchblutung im Splanchnikusgebiet und in der Mukosa
Veränderungen der Mukosapermeabilität
Toxische Wirkungen auf die Mukosa des Gastrointestinaltrakts
Wirkungen auf den Stoffwechsel in der Mukosa des Gastrointestinaltrakts
Wechselwirkungen mit aktiven Resorptionsprozessen

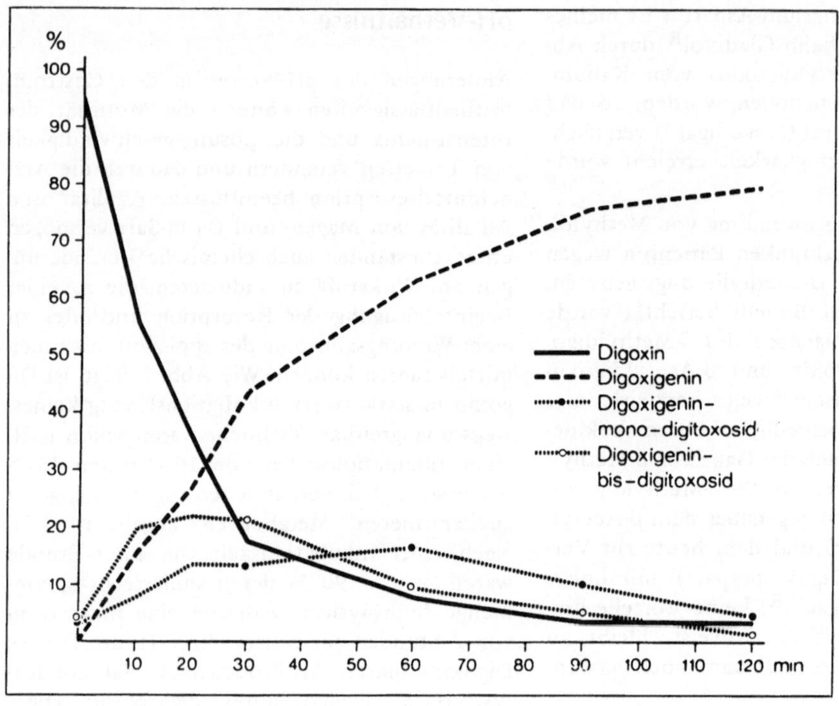

Abb. 2: Zuckerkettenabspaltung von Digoxin als Funktion der Zeit bei pH 1. Temperatur 37 °C, Ausgangskonzentration 2,5 × 10⁻⁶ Mol/l H³-Digoxin (56).

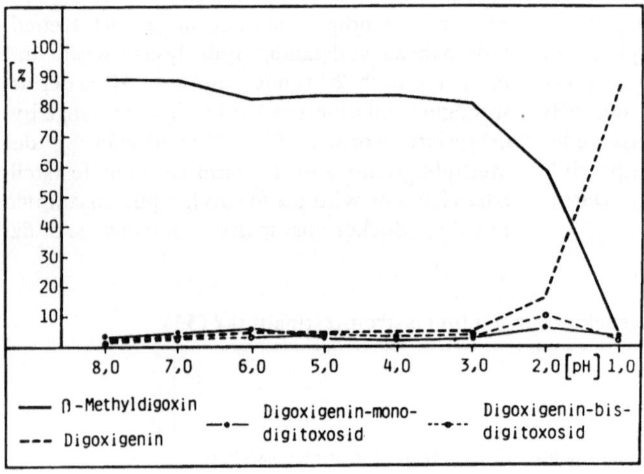

Abb. 3:
Zuckerkettenabspaltung von β-Methyldigoxin in Abhängigkeit vom pH-Wert. Inkubationszeit 2 Stunden, Temperatur 37 °C, Ausgangskonzentration 2,5 × 10⁻⁶ Mol/l H³-β-Methyldigoxin (56).

zu wird ein geringer Anteil der acetylierten Derivate des Digoxins unabhängig von der Digitoxose-Spaltung in sauren Pufferlösungen unter pH 3 in Abhängigkeit von der Zeit desacetyliert. Gegenüber schwächeren sauren und neutralen bis alkalischen Lösungen erweisen sich auch bei einer Inkubationsdauer bis zu 2 Stunden Digoxin, Methyldigoxin und Acetyldigoxin stabil (56). Da das Digoxigenin-mono-digitoxosid und das Digoxigenin sehr rasch metabolisiert werden (57) und das Genin, das den größten Anteil der Spaltprodukte ausmachte, zudem eine geringere Herzwirksamkeit als das Triglykosid und seine zuckerärmeren Metaboliten aufweist (50), wäre entsprechend diesen in vitro-Versuchen bei der oralen Digitalisierung von hyperaziden Patienten mit einem Wirkungsverlust des Glykosids zu rechnen. Nach Untersuchungen von Gault und Mitarb. (40) an gesunden Versuchspersonen, die nach Stimulation der Magensäureproduktion mit Pentagastrin tritiummarkiertes Digoxin eingenommen hatten, wurde der weitaus größte Teil der Gesamtradioaktivität in der Magenflüssigkeit und im Urin als Digoxigenin identifiziert. Bei einem von zwei untersuchten gesunden Versuchspersonen fanden Loo und Mitarb. (66) ohne jegliche Stimulation der Magensäuresekretion 30 Minuten bis eine Stunde nach der Einnahme von 0,5 mg Digoxin bis zu 50 % Digoxigenin im Plasma. Sollte sich in weiteren Untersuchungen an einem größeren Patientengut die klinische Bedeutung dieser Befunde bewahrheiten, so würde die Digoxinblutspiegelbestimmung mit dem Routine-Radioimmunoassay, der nicht zwischen Digoxin und Digoxigenin unterscheiden kann, nicht ausreichen, um bei Unwirksamkeit einer therapeutischen Digoxindosis auf eine Digitalis-resistente Herzinsuffizienz schließen zu können.

Motilitätsunterschiede

Der Magen spielt bei der Resorption von Arzneimitteln nur eine untergeordnete Rolle. Unabhängig vom Dissoziationsgrad und der Lipoidlöslichkeit werden alle Pharmaka vom Dünndarm infolge seiner größeren Oberfläche und seiner besseren Durchblutung sehr viel rascher aufgenommen als vom Magen. Daher ist die Entleerungsgeschwindigkeit des Magens der für die Arzneimittelresorption geschwindigkeits-limitierende Schritt. Da der Füllungszustand des Magens für seine Entleerungsgeschwindigkeit ausschlaggebend sein kann, ist es verständlich, daß eine unterschiedliche Ernährung die Resorptionsgeschwindigkeit von Arzneimitteln entsprechend beeinflussen kann. Oral eingenommene Pharmaka werden gewöhnlich langsamer resorbiert, wenn sie mit der Nahrung aufgenommen werden, und die Resorptionsquote ist oftmals vermindert. Diese Wirkung beruht auf der verzögerten Magenentleerung durch die Nahrungsaufnahme, auf der verminderten Lösung des Wirkstoffes im gefüllten Magen-Darm-Trakt und vielleicht auch auf einer Bindung des Wirkstoffes an bestimmte Nahrungsbestandteile (63).

Die gleichzeitige Nahrungsaufnahme kann die Resorption von Digoxin verzögern. Wie aus Untersuchungen von White und Mitarb. (Abb. 4; 104) hervorgeht, wird die maximale Plasmakonzentration nach der einmaligen Einnahme von 0,5 mg Digoxin nüchtern deutlich früher erreicht und weist auch ein höheres Maximum auf als nach der Nahrungsaufnahme. In der resorbierten Gesamtmenge bestand aber kein Unterschied zwischen beiden Versuchsreihen. Nach Untersuchungen von Zilly und Mitarb. (111) kann auch die unterschiedliche Zusammensetzung der Nahrung die Resorptionsgeschwindigkeit von Digoxin beeinflussen. Bei fünf gesunden Versuchspersonen, die in randomisierter Reihenfolge zusammen mit 0,8 mg β-Acetyldigoxin p.o. eine Formuladiät ohne bzw. mit Zusatz von Johannisbrotkernmehl oder Kleie mit unterschiedlicher Partikelgröße einnahmen, führten beide Diätformen zu einem verzögert auftretenden und niedrigerem Blutspiegelmaximum gegenüber den Kontrolluntersuchungen (Tab. 5). Die Flächen unter den Plasmakonzentrationszeitkurven von 0–8 h und die kumulative Glykosidausscheidung im Urin über 6 Tage als Maß für die Resorptionsquote wiesen keine signifikanten Unterschiede zwischen den einzelnen Versuchsreihen auf. Entsprechend fanden Woods und Ingelfinger (109) ebenfalls keine Beeinflussung der Bioverfügbarkeit von Digoxin durch eine mit Pektin angereicherte Nahrung. Brown und Mitarb. (21) stellten ebenfalls keine Resorptionsverminderung von Digoxin bei Probanden, die eine faserreiche Diät zu sich nahmen, fest. Demgegenüber kam es aber zu einer deutlichen Beeinträchtigung der Bioverfügbarkeit von Digoxin,

 Einfluß verschiedener Diätformen auf die Resorptionsgeschwindigkeit und Resorptionsquote bei 5 gesunden Versuchspersonen nach der einmaligen oralen Einnahme von 0,8 mg β-Acetyldigoxin (Novodigal[R]; 111)

	c_{max} (ng/ml)	t_{max} (Stunden)	AUC 0–8 Std. (ng/ml × min)	Urinausscheidung über 96 Stunden (μg)
Kontrolle	2,8 ± 0,4	2,1 ± 0,5	644 ± 70	365 ± 121
Kleie	2,5 ± 0,3	2,6 ± 0,5	666 ± 88	357 ± 121
Johannisbrot-kernmehl	2,5 ± 0,3	2,2 ± 0,9	632 ± 116	355 ± 104

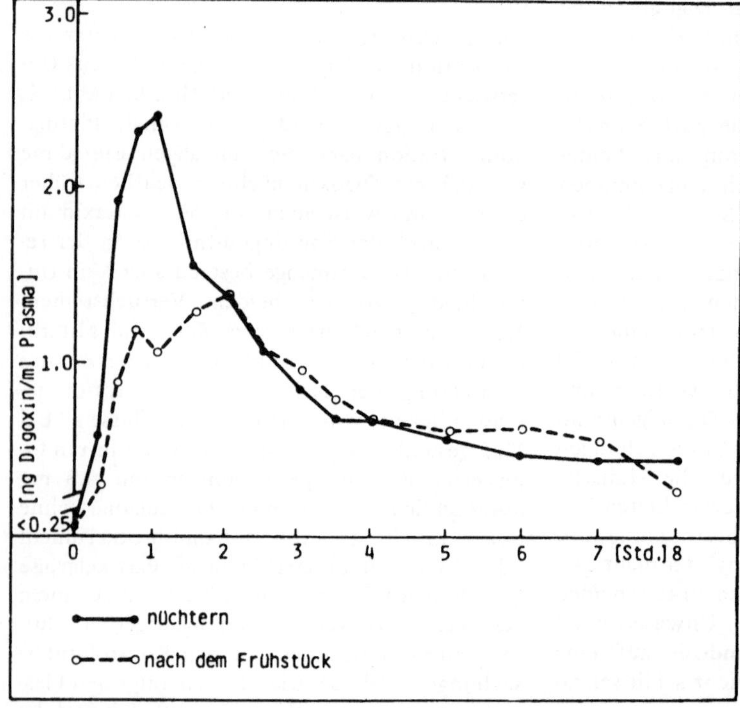

Abb. 4:
Mittlere Digoxin-Plasmaspiegel nach der einmaligen oralen Einnahme von 0,5 mg Digoxin nüchtern und nach dem Frühstück bei 5 gesunden Versuchspersonen (104).

wenn das Glykosid zusammen mit einer hoch faserreichen Diät oder mit Cholestyramin eingenommen wurde (Abb. 5).

Viele Pharmaka, z.B. Anticholinergika, einige Antihistaminika, Sympathomimetika, Antihypertonika und Sedativa, können die Motilität und die Entleerungsgeschwindigkeit des Magen-Darm-Trakts ebenfalls beeinflussen. Manninen u. Mitarb. (69, 70) haben die Wirkung des Anticholinergikums Propanthelin und des Antiemetikums Metoclopramid, die die Magenentleerung verlangsamen bzw. beschleunigen, auf die Resorption eines Digoxinpräparates mit relativ langsamer Zerfallszeit und Lösungsgeschwindigkeit untersucht. Bei 11 digitalisierten Patienten sank die mittlere „steady-state"-Plasmakonzentration von 0,72 ng/ml auf 0,46 ng/ml ab, wenn gleichzeitig täglich dreimal 10 mg Metoclopramid über einen Zeitraum von 10 Tagen intravenös appliziert wurden (Abb. 6). Dagegen stieg die Digoxin-Plasmakonzentration in einer anderen Gruppe von 13 Patienten

38

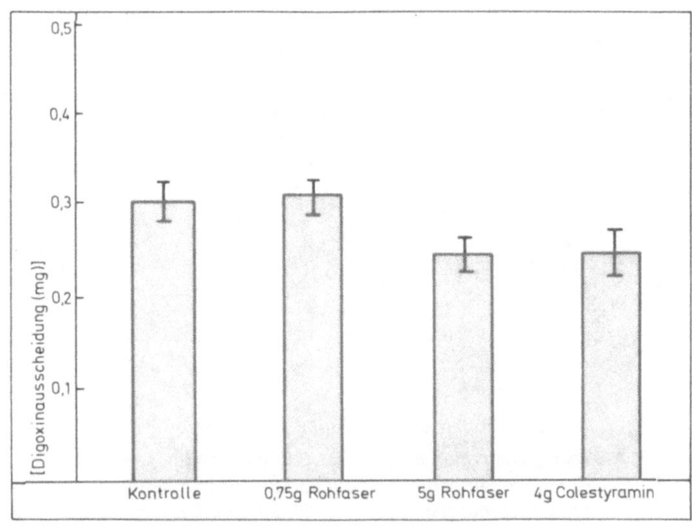

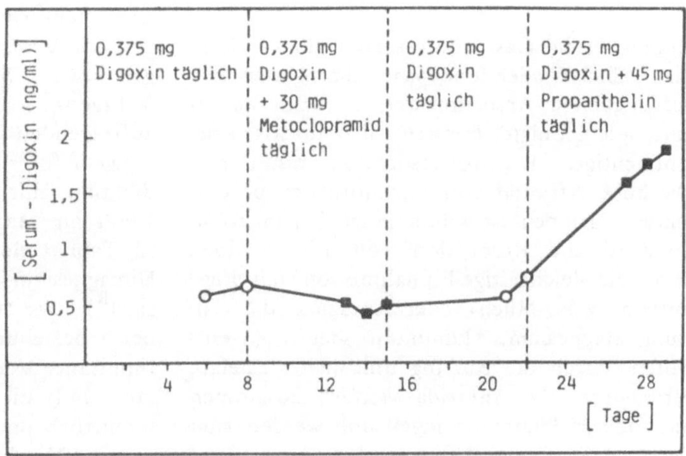

im Mittel von 1,02 ng/ml auf 1,33 ng/ml an
nach 15 mg Propanthelin, dreimal täglich über
den gleichen Zeitraum gegeben. Ob diese Veränderungen für die neueren Digoxinpräparate mit
sehr rascher Zerfallszeit und Lösungsgeschwindigkeit ebenfalls zutreffen, ist nicht eindeutig
geklärt. Derartige Wechselwirkungen konnten
jedenfalls nicht beobachtet werden, wenn Digoxin als Lösung verabreicht wurde (Abb. 7).
Da Digoxin vornehmlich im oberen Dünndarm-
abschnitt resorbiert wird, reicht die durch
Metoclopramid verkürzte Passagezeit des Ga-
stro-Intestinal-Traktes offensichtlich nicht aus,
um Digoxin aus seiner festen Arzneiform vollständig in Lösung und damit zur Resorption zu
bringen, während Propanthelin den gegenteili-
gen Effekt ausübt (46). Ähnliche Beobachtungen wurden auch mit Riboflavin gemacht,
dessen Resorptionsgeschwindigkeit durch Propanthelin verzögert wird, während die Resorptionsquote ansteigt (64).

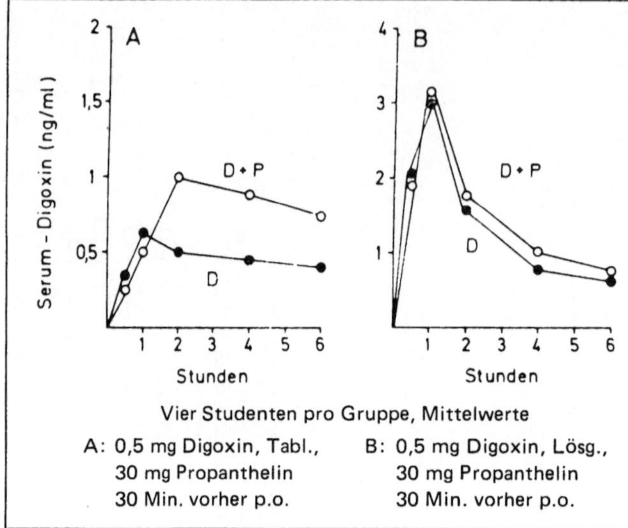

Abb. 7:
Der Einfluß von Propanthelin (P) auf die Resorption von Digoxin (D) aus Tabletten und wäßriger Lösung (69, 70).

Komplex-, Chelat- und Ionenpaar-Bildung

Kommt es im Gastro-Intestinal-Trakt zu Komplex-, Chelat- oder Ionenpaar-Bildung zwischen verschiedenen Arzneimitteln, so kann daraus eine beschleunigte, meistens aber drastisch beeinträchtigte Wirkstoffresorption resultieren. Die hohe Affinität von Antibiotika zu polyvalenten Kationen ist schon lange bekannt (4). So wird die Resorption von Tetracyclinen durch die gleichzeitige Einnahme von Nahrungsmitteln (z.B. Milch) oder Antazida, die Calcium, Magnesium, Aluminium oder Eisen enthalten, durch die Bildung unlöslicher Chelate vermindert. Da Antazida vielfach zusammen mit anderen Pharmaka angewandt werden, sind derartige Wechselwirkungen relativ häufig und stellen besonders bei der Kombination mit Arzneimitteln, die eine geringe therapeutische Breite aufweisen, wie etwa Herzglykoside und Antikoagulatien, ein erhebliches Therapierisiko dar. Nach in vitro-Untersuchungen binden Magnesium- und Aluminium-Hydroxid Digoxin und Digitoxin (16, 48) und vermindern so die Lösungsgeschwindigkeit der Herzglykoside. Entsprechend wurde eine deutlich verminderte Bioverfügbarkeit von Digoxin gefunden, wenn das Glykosid gleichzeitig mit einer kolloidalen Suspension von Aluminium- und Magnesium-Hydroxid sowie von Magnesium-Trisilikat eingenommen wurde (19). Im Gegensatz dazu wird die Resorption von Digoxin (Lanicor[R]) durch

Magnesium-Aluminiumsilikat-haltige Anazida in Tablettenform nicht beeinflußt (100). Neun gesunde Versuchspersonen erhielten jeden Morgen etwa 1 Stunde nach dem Frühstück über 3 Tage 0,75 mg Digoxin und während der darauffolgenden 2 Tage 0,375 mg per os. Nach 14-tägigem Intervall erfolgte dieselbe Digoxin-Medikation mit zusätzlicher Verabfolgung von 1 000 mg Magnesium-Aluminium-Silikathydrat (2 Tabl. Gelusil[R]) beziehungsweise 1 000 mg Dimagnesium-Aluminium-Trisilikat (2 Tabl. Masigel[R]) etwa 10 min vor der Digoxin-Einnahme bei 4 beziehungsweise 5 der 9 Probanden. Bei simultaner Verabfolgung von Gelusil und Digoxin sind die Digoxin-Plasma-Spiegel durchschnittlich um 17 % erniedrigt und bei gleichzeitiger Verabreichung von Masigel und Digoxin im Durchschnitt um 24 % erhöht (Abb. 8). Ein signifikanter Unterschied zwischen dem Plasmaspiegel nach alleiniger Digoxin-Gabe und zusätzlicher Antazida-Medikation ist aber nicht feststellbar. Ebenso sind Unterschiede in den Flächen unter den Konzentrations-Zeit-Kurven im Rahmen der vorgesehenen Irrtumswahrscheinlichkeit statistisch nicht zu sichern. Nach Untersuchungen von Bonelli und Mitarb. (18) wird auch die biologische Verfügbarkeit von β-Acetyldigoxin (Novodigal[R]) durch die gleichzeitige Einnahme von 3 Tabletten Alucol[R], einem Antazidum vom Aluminium- und Magnesium-Hydroxid-Typ, nicht beeinträchtigt. Über Interaktionen zwischen Digitoxin und Antazida

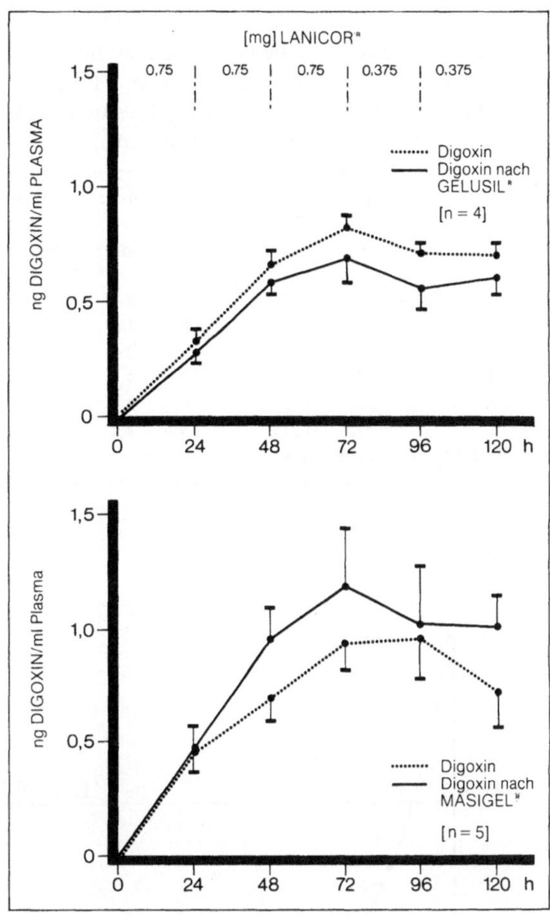

liegen bisher kaum Untersuchungen vor. Die gleichzeitige Gabe von Aluminiumhydroxid (Aludrox[R]) scheint die Resorptionsgeschwindigkeit und Resorptionsquote von Digitoxin nach Untersuchungen von Peters und Mitarb. (79) an 4 Versuchspersonen nicht zu beeinflussen. Wie aus Tab. 6 ersichtlich, hat auch die Gabe von 3 × 20 ml/Tag Al-Mg-Hydroxidgel keinen Einfluß auf die Digitoxinresorption, gemessen am „steady state"-Plasmaspiegel und der täglichen renalen Glykosidausscheidung. Die Resorption von Herzglykosiden kann auch durch Aktivkohle oder die Anionenaustauschharze Cholestyramin und Cholestipol beeinträchtigt werden (21, 75). Diese Substanzen adsorbieren verschiedene Pharmaka und vermindern dadurch ihre Resorptionsrate. Diese Interaktion scheint besonders bei der Behandlung einer Digitoxin-Intoxikation von klinischer Bedeutung zu sein, da Digitoxin beim Menschen

einem ausgeprägten enterohepatischen Kreislauf unterliegt und somit auch Stunden nach der Einnahme durch diese Substanzen gebunden werden kann (10, 22). So kam es bei einer Verlaufsbeobachtung von Anschütz u. Mitarb. (8) bei einer Patientin, die in suizidaler Absicht 10 mg Digitoxin eingenommen hatte, während der ersten 72 Stunden zu einem raschen Abfall des Digitoxinplasmaspiegels mit einer Halbwertzeit von ca. 16 Stunden, wenn alle 6 Stunden 8 g Cholestyramin eingenommen wurden. Trotz weiterer Gabe des Anionenaustauschharzes erfolgte die Elimination des Digitoxins vom 4.—10. Tag nach der Einnahme erheblich langsamer mit einer Halbwertszeit von 5,6 Tagen (Abb. 9). Bei schweren Intoxikationen mit Digitoxin rezirkulieren offensichtlich größere Digitoxinmengen im enterohepatischen Kreislauf und können z.B. durch Cholestyramin einer Rückresorption entzogen werden. Bei niedrigeren Digi-

Tab. 6: Mittlere „steady state" Glykosidplasmakonzentrationen (ng/ml ± SD) und mittlere tägliche renale Glykosidausscheidung (µg/die ± SD) bei 6 Patienten, die unter einer Erhaltungsdosis von 0,1 mg Digitoxin (Digimerck[R]) per os standen, ohne zusätzliche Antazidagabe sowie nach zusätzlicher Gabe von tgl. 3 × 15 ml Al/Mg-Hydroxidgel (Maaloxan[R])

Patient	Digitoxinkonzentrationen ohne Antazidagabe		Digitoxinkonzentrationen mit Antazidagabe (Maaloxan[R])	
	Plasma (ng/ml)	Urin (µg/die)	Plasma (ng/ml)	Urin (µg/die)
N. C.	7,2 ± 2,2	9,8 ± 2,3	10,6 ± 2,8	9,7 ± 2,5
F. B.	3,9 ± 0,7	5,0 ± 1,1	4,3 ± 1,0	6,0 ± 2,1
W. I.	16,1 ± 1,1	9,5 ± 2,1	17,5 ± 3,2	9,7 ± 2,4
S. T.	14,7 ± 1,7	10,2 ± 4,6	15,6 ± 3,3	12,8 ± 4,6
J. X.	20,0 ± 1,3	8,9 ± 2,9	18,4 ± 2,6	8,4 ± 3,4
F. I.	7,4 ± 1,0	10,8 ± 3,1	8,4 ± 1,6	11,7 ± 2,7
MW ± SD	11,5 ± 6,3	9,0 ± 2,1	12,5 ± 5,6	9,7 ± 2,4

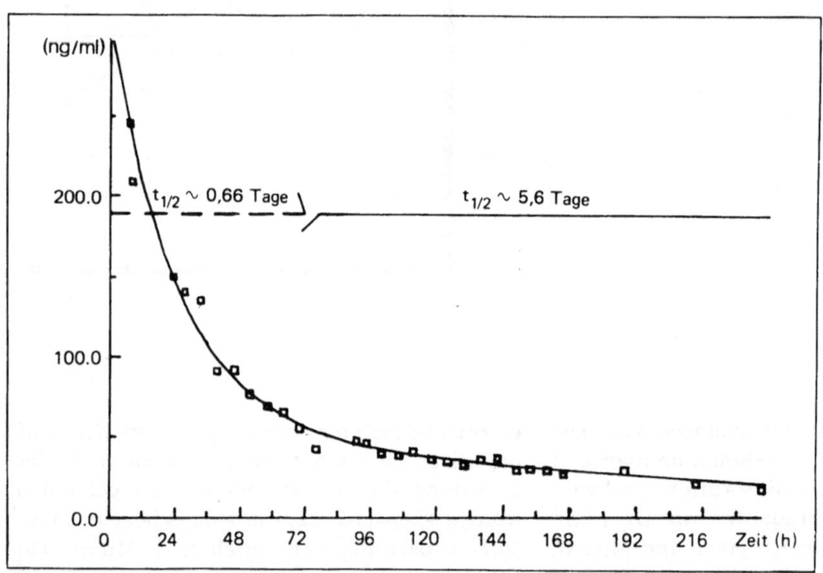

Abb. 9: Verlauf der Digitoxinplasmakonzentration nach der suizidalen Einnahme von ca. 10 mg Digitoxin unter der Gabe von 8 g Cholestyramin alle 6 Stunden bei einer 33jährigen Frau (8).

toxinspiegel etwa bis zu 50 ng/ml scheint Cholestyramin keine sichere Wirkung mehr zu haben. Diskutiert wird auch eine Resorptionseinschränkung durch das antidiarrhoisch wirksame Adsorbens Kaopectat[R]. Die gleichzeitige Einnahme von Digoxin und einer Kaolin-Pectin-haltigen Suspension führt zu einer deutlich verzögerten und verminderten Resorption von Digoxin (5). Derartige Wechselwirkungen lassen sich zumindest mit Digoxin durch die zeitlich getrennte Einnahme der Arzneimittel teilweise vermeiden. Wird so z. B. die Kaolin-Suspension oder die Aktivkohle 2 Stunden vor oder nach der Digoxineinnahme eingenommen, so wird die Digoxinresorption kaum noch beeinflußt.

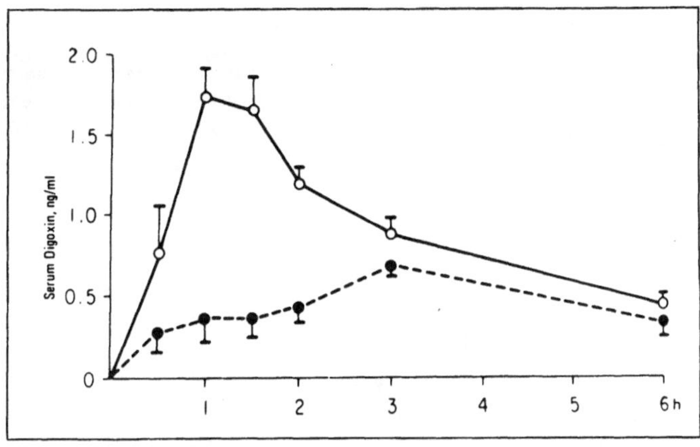

Abb. 10:
Mittlere Digoxin-Plasmaspiegel
(± SEM) bei 6 gesunden Versuchspersonen nach einmaliger oraler Gabe
von 0,5 mg Digoxin-Tabletten allein
(○) und gleichzeitig mit 1 g Neomycin (●) (65).

Schädigung der Magen-Darm-Schleimhaut

Eine wesentliche Determinante des Resorp-
tionsvorgangs ist ferner die Beschaffenheit der
resorbierenden Oberfläche. Verschiedene Arzneimittel können die Darmschleimhaut derart
schädigen, daß die Resorption anderer Pharmaka dadurch beeinträchtigt ist. In der Literatur
sind bisher nur wenige Beispiele von Wechselwirkungen beschrieben worden. Nach Untersuchungen von Lindenbaum und Mitarb. (65)
wird die Resorption von oralem Digoxin durch
die Gabe von Neomycin erheblich reduziert.
In einer „cross-over"-Studie bei 6 Probanden
führt die gleichzeitige Einnahme von 0,5 mg
Digoxin und 1 g Neomycin zu einer deutlichen
Senkung der Digoxin-Konzentration (Abb. 10).
Die Fläche unter der Plasma-Konzentrations-
Zeit-Kurve und die kumulative Urinausscheidung sind ebenfalls gegenüber den Kontrollen
signifikant vermindert. Wenn Neomycin zusammen mit einer Erhaltungsdosis von Digoxin eingenommen wurde, kam es ebenfalls zu einer
deutlichen Abnahme der „steady-state"-Kon-
zentration im Plasma. Als Ursache der Resorp-
tionsstörung von Digoxin wird eine Schädigung
der Darmschleimhaut durch Neomycin angenommen. Ein ähnlicher Mechanismus scheint
auch der Senkung des Digoxin-Plasmaspiegels
bei gleichzeitiger Gabe von Diphenylhydantoin
(60), Paraaminosalizylsäure (21) und Sulfasalazin (47) zugrunde zu liegen.

Schwere Schleimhautschäden führen häufig
auch zum Abbruch der zytostatischen Therapie.
Über eine durch Zytostatika induzierte Beeinträchtigung der Resorption zusätzlich einge-

nommener Pharmaka ohne klinisch manifeste
gastrointestinale Störungen ist bisher nur wenig
bekannt. Wie aus Abb. 11 ersichtlich, führt die
gleichzeitige zytostatische Therapie nach de
Vita mit Cyclophosphamid, Oncovin, Procarbazin und Prednison zu einer deutlich verminderten Resorptionsgeschwindigkeit. Bei der
zytostatischen Therapie liegt der maximale
Digoxin-Plasmaspiegel nach der einmaligen Gabe von 0,8 mg Novodigal[R] mit 2,2 ng/ml gegenüber 3,7 ng/ml vor der Zytostase deutlich niedriger und wird erst zu einem um 40 Minuten
späteren Zeitpunkt erreicht. Die Fläche unter
der Plasma-Konzentrationszeitkurve von 0–8
Stunden als Maß für eine Resorptionsbeein-
trächtigung durch die Zytostatikagabe ist ebenfalls unter der Zytostase mit 468 ng/ml × min.
gegenüber 638 ng/ml × min. vor der Therapie
deutlich reduziert. Wie aus Tabelle 7 ersichtlich
wird, sind auch die mittleren Digoxinplasmaspiegel bei Patienten, die unter einer Dauertherapie mit täglich 0,3 mg β-Acetyldigoxin standen, während der 14tägigen zytostatischen
Therapie mit 0,47 ng/ml um durchschnittlich
50 % niedriger als vor Beginn der Therapie. Die
täglich renale Glykosidausscheidung ist ebenfalls während dieser Zeit auf die Hälfte herabge-
setzt. 8 Tage nach der zweiten COPP-Gabe
haben die Digoxin-Konzentrationen im Plasma
und die tägliche Urinausscheidung wieder ihre
Ausgangswerte erreicht. Demgegenüber wurden
die „steady-state"-Plasmaspiegel und die tägliche renale Glykosidausscheidung bei Patienten,
die mit Digitoxin behandelt wurden, durch die
zusätzliche Zytostatikagabe nicht beeinträchtigt
(Tab. 8; 55). Aufgrund dieser Befunde darf es

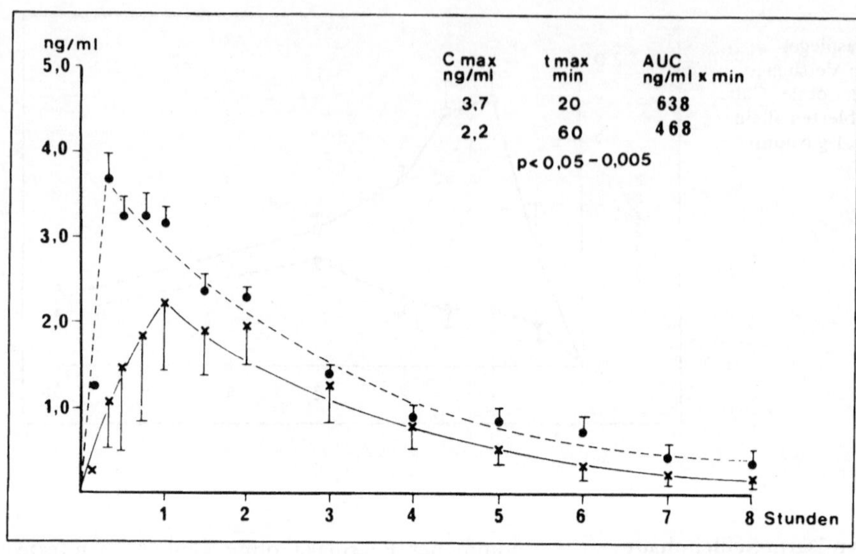

Abb. 11: Mittlere Glykosidplasmakonzentrationen (ng/ml ± SEM) bei 3 Personen mit einem Hodgkin-Lymphom nach der einmaligen Gabe von 0,8 mg β-Acetyldigoxin per os vor der zytostatischen Therapie (●——●) und 24 Std. nach der 1. COPP-Gabe (X——X) (59).

Tab. 7: Mittlere „steady state" Digoxinplasmaspiegel (ng/ml ± SD) und mittlere renale Digoxinausscheidung (μg/die ± SD) nach täglicher oraler Gabe von 0,3 mg β-Acetyldigoxin (Novodigal^R; 59). C = Cyclophosphamid, O = Oncovin, P = Prednison, PP = Prednison + Procarbazin

Patient	Vor Therapie	1. COPP-Schema	2. COPP-Schema	Intervall
Plasma				
J. B.	0,74 ± 0,04	0,38 ± 0,11	0,36 ± 0,03	0,76 ± 0,04
O. N.	0,74 ± 0,11	0,26 ± 0,08	0,52 ± 0,04	0,79 ± 0,08
A. F.	0,90 ± 0,08	0,51 ± 0,10	0,48 ± 0,17	0,73 ± 0,17
J. G.	1,39 ± 0,16	0,73 ± 0,25	0,49 ± 0,12	1,07 ± 0,09
Urin				
O. N.	nicht bestimmt	134 ± 53	114 ± 34	194 ± 26
A. F.	106 ± 23,5	34 ± 14	56 ± 37	nicht bestimmt
J. G.	147 ± 4,1	99 ± 14	94 ± 19	nicht bestimmt

Patient	Vor Therapie	1. COP-Schema	Intervall	2. COP-Schema
Plasma				
N. X.	1,61 ± 0,18	0,56 ± 0,04	0,79 ± 0,09	0,43 ± 0,11
W. N.	1,23 ± 0,22	0,68 ± 0,15	1,10 ± 0,20	0,70 ± 0,16
I. B.	1,78 ± 0,15	1,10 ± 0,22	1,78 ± 0,13	1,01 ± 0,26
X. B.	0,99 ± 0,14	0,66 ± 0,16	0,78 ± 0,13	nicht bestimmt
Urin				
N. X.	173 ± 5,3	72,7 ± 19,1	139 ± 20,3	90,4 ± 34,6
W. N.	181 ± 30,5	116,0 ± 21,0	198 ± 41,0	nicht bestimmt
I. B.	156 ± 20,9	75,6 ± 12,2	155 ± 30,0	nicht bestimmt
X. B.	112 ± 20,5	53,4 ± 13,0	nicht bestimmt	nicht bestimmt

Tab. 8: Mittlere „steady state"-Digitoxinplasmaspiegel (ng/ml ± SD) und mittlere renale Digitoxinausscheidung (μg/die ± SD) nach täglicher oraler Gabe von 0,1 mg Digitoxin (Digimerck[R]; 55). C = Cyclophosphamid, O = Oncovin, P = Prednison, PP = Prednison + Procarbazin, AP = Cytosin — Arabinosid + Prednison

Patient	vor Zytostase	1. COPP-Schema	2. COPP-Schema	Intervall
		Plasma (ng/ml ± SD)		
B. M.	5,4 ± 1,0	4,3 ± 0,5	5,5 ± 0,8	4,8 ± 0,7
I. L.	13,7 ± 3,8	12,8 ± 3,4	15,1 ± 4,8	nicht bestimmt
J. X.	20,4 ± 0,9	16,7 ± 1,5	19,8 ± 2,3	18,4 ± 2,6
G. I.	12,4 ± 1,4	11,3 ± 0,5	14,0 ± 2,2	nicht bestimmt
K. C.	18,5 ± 3,1	19,9 ± 1,7	16,3 ± 3,1	17,8 ± 2,8
C. I.	15,7 ± 2,2	14,7 ± 1,2	16,0 ± 0,6	nicht bestimmt
		Urin (μg/die ± SD)		
B. M.	15,7 ± 2,7	15,0 ± 4,2	15,8 ± 6,3	15,3 ± 3,8
I. L.	25,8 ± 7,7	31,1 ± 9,8	31,7 ± 4,1	nicht bestimmt
J. X.	8,0 ± 2,6	9,0 ± 4,1	10,1 ± 2,1	8,4 ± 3,4
G. I.	19,2 ± 4,3	18,7 ± 6,7	19,2 ± 3,2	nicht bestimmt
K. C.	24,2 ± 4,9	20,3 ± 2,5	19,6 ± 4,7	19,8 ± 3,1
C. I.	16,7 ± 2,8	19,5 ± 5,5	19,4 ± 4,2	nicht bestimmt

Patient	vor Zytostase	1. COP*- bzw. COAP**-Gabe	Intervall	2. COP- bzw. COAP-Gabe
		Plasma (ng/ml ± SD)		
K. E.*	6,5 ± 1,9	7,3 ± 1,7	6,1 ± 1,4	6,9 ± 2,4
F. I.*	6,4 ± 1,2	7,7 ± 0,2	7,4 ± 1,0	9,1 ± 0,3
M. T.**	7,3 ± 1,4	8,4 ± 0,8	8,4 ± 1,7	nicht bestimmt
N. J.**	13,7 ± 2,8	9,0 ± 2,0	11,0 ± 2,3	8,6 ± 1,7
		Urin (μg/die ± SD)		
K. E.	16,7 ± 6,1	20,2 ± 4,8	19,5 ± 2,7	17,9 ± 6,8
F. I.	15,3 ± 4,6	19,3 ± 5,3	10,8 ± 3,1	28,2 ± 7,4
M. T.	21,6 ± 4,1	25,0 ± 6,1	17,4 ± 4,6	nicht bestimmt
N. J.	20,1 ± 3,6	15,3 ± 2,3	16,6 ± 7,8	14,5 ± 1,9

als gesichert angesehen werden, daß Resorptionsgeschwindigkeit und Resorptionsquote von Digoxin durch die zytostatische Therapie deutlich reduziert werden. Als ursächlicher Mechanismus kommt eine rasch einsetzende, reversible Schädigung der Darmschleimhaut durch die Zytostika in Betracht. Tierexperimentell sind morphologische und funktionelle Veränderungen der Dünndarmschleimhaut, die mit einer Abnahme der resorbierenden Oberfläche im Dünndarm und somit auch der Resorptionskapazität einhergehen, durch verschiedene Zytostatika beobachtet worden (26, 35, 44, 108). Während Digoxin vornehmlich im oberen Duodenum passiv resorbiert wird, kann die Aufnahme des lipophileren Digitoxins auch noch in den distalen Darmabschnitten erfolgen. Eine kompensatorische Mehraufnahme des Digitoxins von noch unversehrten Dünndarmabschnitten könnte die unverminderte Digitoxinaufnahme unter der zytostatischen Therapie erklären. Aufgrund dieser Befunde sollte bei der Digitalisierung von Tumorpatienten, die zytostatisch behandelt werden, Digitoxin gegenüber Digoxin und seinen Derivaten der Vorzug gegeben werden, um kontinuierlich eine ausreichende Wirkung zu gewähren (54). Nach den bisher vorliegenden Befunden muß man annehmen, daß Wechselwirkungen im Magen-Darm-Trakt zwischen Digoxin und anderen Pharmaka relativ häufig vorkommen, während die Resorption von Digitoxin kaum beeinflußt wird (Tab. 9).

Pharmakokinetische Phase

Wechselwirkungen in der pharmakokinetischen Phase eines Pharmakons betreffen in erster Linie die Resorptionsmechanismen, die Verteilung, die Biotransformation sowie die aktiven und passiven Exkretionsmechanismen in Leber und Niere. Da Wechselwirkungen zwischen verschiedenen Pharmaka während der Resorptionsphase teilweise pharmazeutischer und teilweise pharmakokinetischer Natur sind und nicht scharf getrennt werden können, wurden diese der pharmazeutischen Phase zugerechnet.

1 Veränderung der Verteilungen

Ein Arzneimittel kann die Verteilung eines zusätzlich verabreichten Pharmakons verändern und dadurch die Konzentration des ungebundenen aktiven Anteils des Arzneimittels am Wirkort beeinflussen. So ist es denkbar, daß z.B. gefäßerweiternde Substanzen das Verteilungsvolumen der Herzglykoside vergrößern. Auch wäre eine Veränderung der Glykosidverteilung in Abhängigkeit von der Herzfunktion möglich. Als eine Ursache der unterschiedlichen Digitalisempfindlichkeit bei hyperthyreoten und hypothyreoten Patienten wird ebenfalls eine Änderung des Verteilungsvolumens angenommen (29, 33). Eine Verkleinerung des Verteilungsvolumens muß neben anderen Mechanismen auch bei der gleichzeitigen Gabe von Chinidin oder Spironolacton in Betracht gezogen werden (105). Nach tierexperimentellen Untersuchungen von Marcus und Mitarb. (72) scheint die antiarrhythmische Wirkung von Reserpin mit einer Hemmung der myokardialen Glykosidaufnahme einherzugehen, während andere antiarrhythmisch wirksame Pharmaka, wie Diphenylhydantoin, Propranolol oder Lidocain die Glykosidaufnahme in das Herz nicht beeinflussen (6, 17). Nach Vorbehandlung von Hunden mit Spironolacton steigt andererseits die Digoxin-Konzentration in Herz, Leber, Milz und Niere sogar um 30 bis 50 % an, während die Digoxin-Konzentrationen im Plasma und den übrigen Geweben nicht signifikant verändert werden (58).

Eine wesentliche Determinante der Verteilung von Arzneimitteln im Organismus ist deren Eiweißbindung. Es ist allgemein bekannt, daß nur das nicht an Plasmaproteine gebundene Pharmakon sich im Gewebe verteilt und für die pharmakologische Wirkung verantwortlich ist.

Pharmakon	Digoxin	Digitoxin
hochfaserreiche Diät	↓	(−)
Cholestyramin	↓	↓
Cholestipol	↓	↓
Propanthelin	↑	(−)
Metoclopramid	↓	(−)
Al-Hydroxid ⎫	↓	−
Mg-Hydroxid ⎬ als Suspension	↓	−
Mg-Trisilikat ⎭	↓	(−)
Mg/Al-Silikathydrat-Tabl.	−	(−)
Mg/Al-Trisilikat-Tabl.	−	(−)
Mg/Al-Hydroxid-Tabl.	−	−
Aktivkohle	↓	↓
Kaopectat	↓	↓
Neomycin	↓	(−)
Paraaminosalizylsäure	↓	(−)
Sulfasalazin	↓	(−)
Diphenylhydantoin	↓	(−)
Zytostatika	↓	−

Tab. 9: Mögliche Wechselwirkungen von Herzglykosiden und anderen Pharmaka im Gastrointestinaltrakt. ↓ verminderte Aufnahme, ↑ erhöhte Aufnahme, (−) unzureichend oder gar nicht untersucht, − keine Wechselwirkung

Die Eiweißbindung von Strophantin und Digoxin sowie seinen acetylierten und methylierten Derivaten spielt für Wechselwirkungen bei der Verteilung keine Rolle. Auch für Digitoxin, das zu über 90 % an Eiweiß gebunden ist, liegen nur wenige in vivo-Untersuchungen vor, die für eine Beeinflussung der Proteinbindung durch andere Pharmaka sprechen. Dennoch wird immer wieder gewarnt, daß durch Interaktionen mit hocheiweißgebundenen Pharmaka, wie Phenylbutazon, Warfarin, Tolbutamid, Sulfadimethoxin und Clofibrat oder durch pathophysiologische Zustände, die mit einer Hypalbuminämie oder Abnahme der Bindungskapazität des Albumins verbunden sind, der nicht eiweißgebundene Anteil auf toxische Werte erhöht würde. Grundsätzlich muß man feststellen, daß die Erhöhung des nicht eiweißgebundenen Anteils nur für solche Substanzen klinisch relevant wird, die folgende drei Bedingungen erfüllen (62):

1. Die Serum-Eiweißbindung muß mehr als 90 % betragen.
2. Die Substanz muß eine geringe therapeutische Breite besitzen und
3. die Substanz muß ein kleines Verteilungsvolumen haben, d.h. die Substanz muß vorwiegend intravasal gelegen sein.

So steigt für Arzneimittel mit einem kleinen Verteilungsvolumen, wie z.B. Furosemid, Phenylbutazon, Warfarin bei einer Hypalbuminämie der proteinungebundene, pharmakologisch aktive Anteil im Plasma vorübergehend in einem klinisch signifikanten Ausmaß an. In dieser Phase wäre die Messung des freien Pharmakonanteils bedeutsam. Für Arzneimittel mit einem relativ großen Verteilungsvolumen, wie z.B. Digitoxin, bei dem sich unter „steady state" Bedingungen nur ca. 6 % des Körperbestandes im Intravasalraum befinden, haben dagegen Änderungen der Plasmaproteinbindung auch initial keine klinische Relevanz. Es kommt zu einer Abnahme der Gesamtkonzentration, jedoch nur zu einer vernachlässigenden und zuweilen nicht meßbaren Zunahme des ungebundenen Anteils im Plasma und demzufolge zu einer geringen oder gar keinen Änderung des pharmakologischen Effektes. Unter diesem Gesichtspunkt muß auch die von Storstein und Janssen (97) beschriebene Interaktion zwischen Digitoxin und Heparin gesehen werden. Danach kommt es zwar bei urämischen Hämodialysepatienten oder auch bei gesunden Kontrollpersonen nach Heparingabe zu einer Zunahme der freien Digitoxinfraktion von 2,5 auf 6,9 %, doch dürften diese Veränderungen für Konsequenzen im Hinblick auf die Heparintherapie mit Ausnahme der doch relativ wenigen urämischen Patienten zu gering sein. Zudem muß man noch die unterschiedlichen Bindungsstellen am Protein von sauren Pharmaka und z.B. den anionischen Herzglykosiden in Rechnung stellen, die unabhängig voneinander reagieren. So kann in vitro nur mit extrem hohen Dosen, z.B. von Phenylbutazon, Warfarin oder Tolbutamin das Digitoxin trotz anderer Bindungsstellen aus seiner Eiweißbindung verdrängt werden, mit therapeutischen Dosen ist dieses aber nicht möglich.

2 Veränderungen des Metabolismus

Metabolische Interaktionen sind nur für die Herzglykoside von Bedeutung, die eine deutliche Verstoffwechselung in der Leber erfahren. So sind die als Enzyminduktoren der mischfunktionellen Oxidasen geltenden Substanzen Phenobarbital, Phenylbutazon, Diphenylhydantoin, Rifampicin und Spironolacton durch eine Steigerung des Digitoxinmetabolismus in der Lage, die Digitoxinserumspiegel in subtherapeutische Bereiche zu senken und dann eine Dosiserhöhung notwendig zu machen. Die Vorbehandlung mit Phenobarbital fördert über eine Stimulierung der mischfunktionellen Oxydasen die C_{12}-Hydroxilierung des Digitoxins zu Digoxin und führt somit zu einer deutlichen Verkürzung der Eliminationshalbwertzeit, wie in Abbildung 12 gezeigt wird. Die Digitoxinhalbwertzeit nahm unter 240 mg Phenobarbital/Tag über 8 Wochen von 7,8 auf 4,5 Tage ab, während der prozentuale Anteil an Digoxin von 5,5 % auf 12,9 % anstieg (45). Ähnlich kommt es auch bei der gleichzeitigen Gabe von Rifampicin infolge einer verstärkten Bildung wasserlöslicher, weniger herz-aktiver Metaboliten, zu einer Wirkungsabschwächung des Digitoxins (78, 79, 110). Nach Untersuchungen von Wirth und Mitarb. (106) führte auch die Gabe von 400 mg Spironolacton pro die bei 5 Patienten, die unter einer Erhaltungsdosis von 0,1 mg Digitoxin standen, zu einer signifikanten Abnahme der Elimination des unveränderten Digitoxins bei Zunahme der Ausscheidung von wasserlöslichen Metaboliten. Weiterhin führte

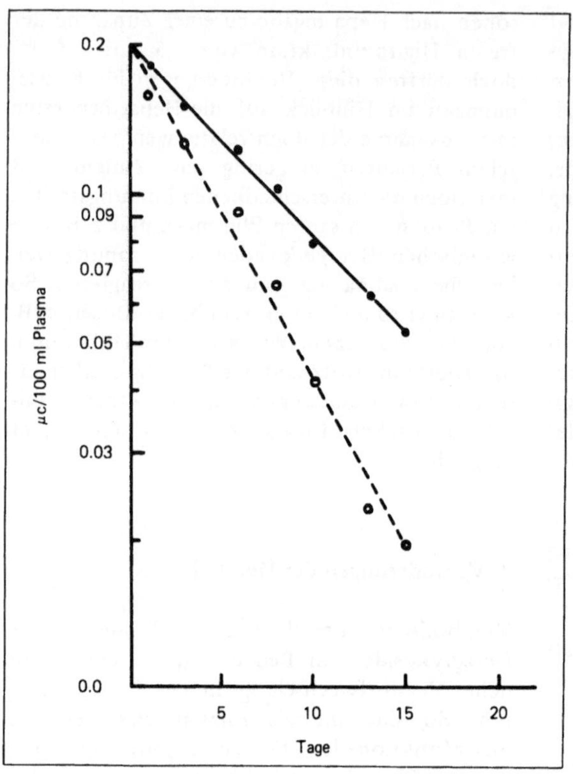

Abb. 12:
Plasmaspiegel und Eliminationshalbwertzeit von H³-Digitoxin bei einem Patienten vor (●—●) und nach (○—○) 8 wöchiger täglicher Gabe von 4 × 60 mg Phenobarbital/Tag; $T_{1/2}$ vor Ph. 7,8 Tage, nach Ph. 4,5 Tage (45).

Spironolacton zu einer signifikanten Abnahme der Eliminationshalbwertzeit und des Verteilungsvolumens von Digitoxin. Aufgrund dieser Befunde kann man annehmen, daß Interaktionen zwischen Spironolacton und Digitoxin sowohl durch Veränderungen des Verteilungsvolumens als auch durch eine infolge der Enzyminduktion beschleunigte Metabolisierungsrate von Digitoxin möglich sind. Demgegenüber soll nach Untersuchungen von Carruthers und Dujovne (23) die tägliche Gabe von 300 mg Spironolacton die Digitoxinhalbwertzeit verlängern. Die klinische Relevanz dieser Befunde scheint aber relativ gering zu sein. Für Methyldigoxin, das zu einem beträchtlichen Anteil in der Leber demethyliert wird, konnte im Gegensatz zu tierexperimentellen Befunden (1) beim Menschen keine Veränderung der Demethylierung durch die Vorbehandlung mit Spironolacton festgestellt werden (2). Dagegen kann Phenylbutazon wiederum ähnlich wie Phenobarbital und Rifampicin bei mit Digitoxin behandelten Patienten zu einem erheblichen Abfall des Glykosidplasmaspiegels führen, wie von Wirth (105) an 6 Probanden gezeigt werden konnte

(Abb. 13). Dabei war die mit der Gleichgewichtsdialyse gemessene Plasmaeiweißbindung des Digitoxins während des gesamten Untersuchungszeitraums unverändert. Es muß also als Ursache dieser Wechselwirkung entgegen der früher angenommenen Verdrängung des Digitoxins aus seiner Plasmaeiweißbindung durch Phenylbutazon eine verstärkte Metabolisierung auf dem Boden einer durch Phenylbutazon hervorgerufenen Enzyminduktion angenommen werden (95).

3 Interaktionen bei der renalen Elimination

Die renale Ausscheidung von Arzneimitteln kann durch drei Mechanismen erfolgen: glomeruläre Filtration, tubuläre Reabsorption und aktive tubuläre Sekretion. Interaktionen bei der renalen Elimination sind nur für solche Pharmaka von klinischer Relevanz, die selbst oder deren aktive Metaboliten vornehmlich über die Niere eliminiert werden. Digoxin und seine Derivate werden hauptsächlich glomerulär filtriert. Es besteht eine enge Korrelation

48

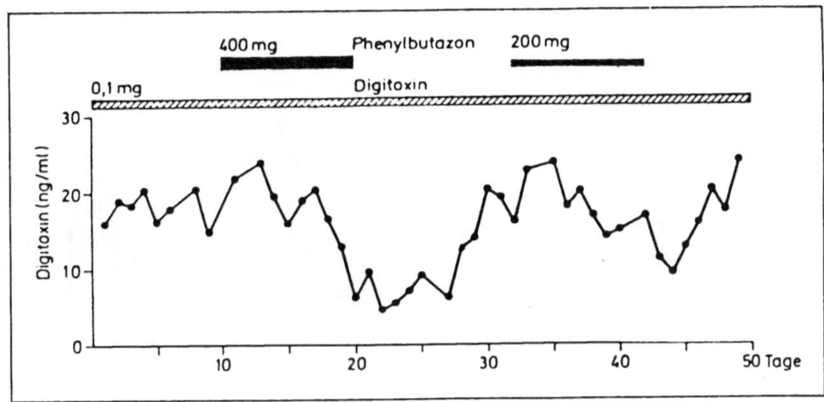

Abb. 13: Einfluß von Phenylbutazon auf die radioimmunologisch bestimmte Plasmakonzentration von Digitoxin an 6 Probanden (105).

zwischen der Digoxin- und der Kreatinin-Clearance. Zusätzlich haben auch tubuläre Mechanismen bei der renalen Digoxinausscheidung eine gewisse Bedeutung (96). Änderungen des tubulären Durchflusses scheinen aber die Digoxinelimination nicht zu verändern, da die renale Ausscheidung von Digoxin bei Patienten mit Diabetes insipidus nicht signifikant verändert ist. Somit ist primär an Wechselwirkungen zu denken, die die glomeruläre Filtration von Digoxin beeinflussen. Untersuchungen hinsichtlich von Interaktionen zwischen Furosemid und Digoxin haben unterschiedliche Ergebnisse erbracht. Teilweise wird von einer Erhöhung, teilweise von einer unveränderten oder sogar verminderten Digoxinelimination bei gleichzeitiger Furosemidgabe gesprochen (20, 72, 74, 84, 99). Die chronische orale Gabe von Furosemid führt aber nicht zu signifikanten Änderungen des Digoxinspiegels oder der renalen Digoxinausscheidung (20, 93). Akute Änderungen des Digoxinplasmaspiegels nach der intravenösen Gabe hoher Furosemiddosen dürften klinisch nicht bedeutsam sein. Kaliumsparende Diuretika scheinen nach bisherigen Untersuchungen die glomeruläre Filtration des Digoxins ebenfalls nicht zu beeinflussen. Lediglich nach Untersuchungen von Steiness (96) sowie Waldorff und Mitarb. (103) soll es bei gleichzeitiger Gabe von Spironolacton zu einem Anstieg des Digoxinplasmaspiegels kommen, bedingt durch eine Hemmung der aktiven tubulären Sekretion von Digoxin durch Spironolacton und seine Metaboliten. Bei Schilddrüsenerkrankungen soll die Digoxinelimination neben einer Veränderung des Verteilungsvolumens ebenfalls beeinflußt werden (41).

Die gefährlichste und damit klinisch bedeutsamste Wechselwirkung auf dem Boden einer veränderten renalen Digoxinelimination wurde 1978 unabhängig von drei verschiedenen Untersuchergruppen für Digoxin und Chinidin beschrieben (31, 36, 61). Danach können die Digoxinplasmaspiegel bis auf das doppelte ansteigen, wenn zusätzlich Chinidin verordnet wird (Abb. 14). Die Ursache dieser Interaktion ist bis heute nicht endgültig geklärt. Es werden vornehmlich zwei Mechanismen diskutiert:

1. Chinidin führt zu einer langsameren Elimination, beispielsweise durch Reduktion von renaler und extrarenaler Digoxinclearance und/oder
2. Chinidin führt zu einer Verringerung des Verteilungsvolumens, z.B. durch Verdrängung aus seiner Gewebebindung.

Eine Abnahme der Digoxin-Clearance als alleinige Ursache, wie sie zunächst von mehreren Autoren angenommen wurde, kann aber den akuten Anstieg der Digoxinplasmakonzentration nach der Chinidingabe nicht erklären (25, 36). Zusätzlich wird daher eine Reduktion des Verteilungsvolumens von Digoxin unter der Chinidingabe angenommen. So fanden Hager und Mitarb. (42) bei sechs Versuchspersonen

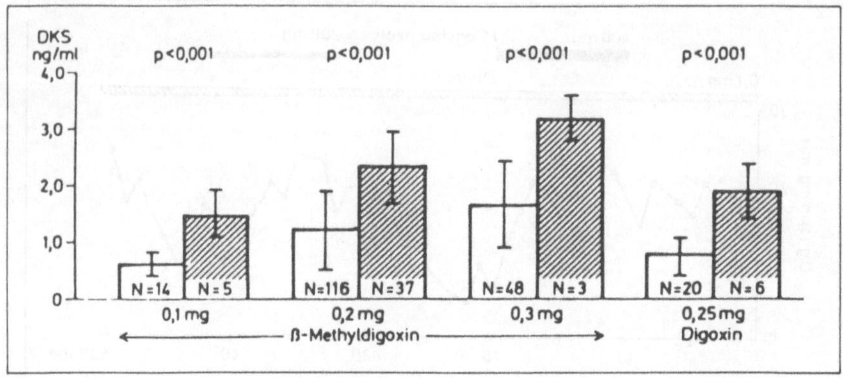

Abb. 14: Digoxinkonzentration im Serum (DKS) □ ohne Chinidin und ▨ bei gleichzeitiger Gabe von 1 000 mg Chinidin/die (32).

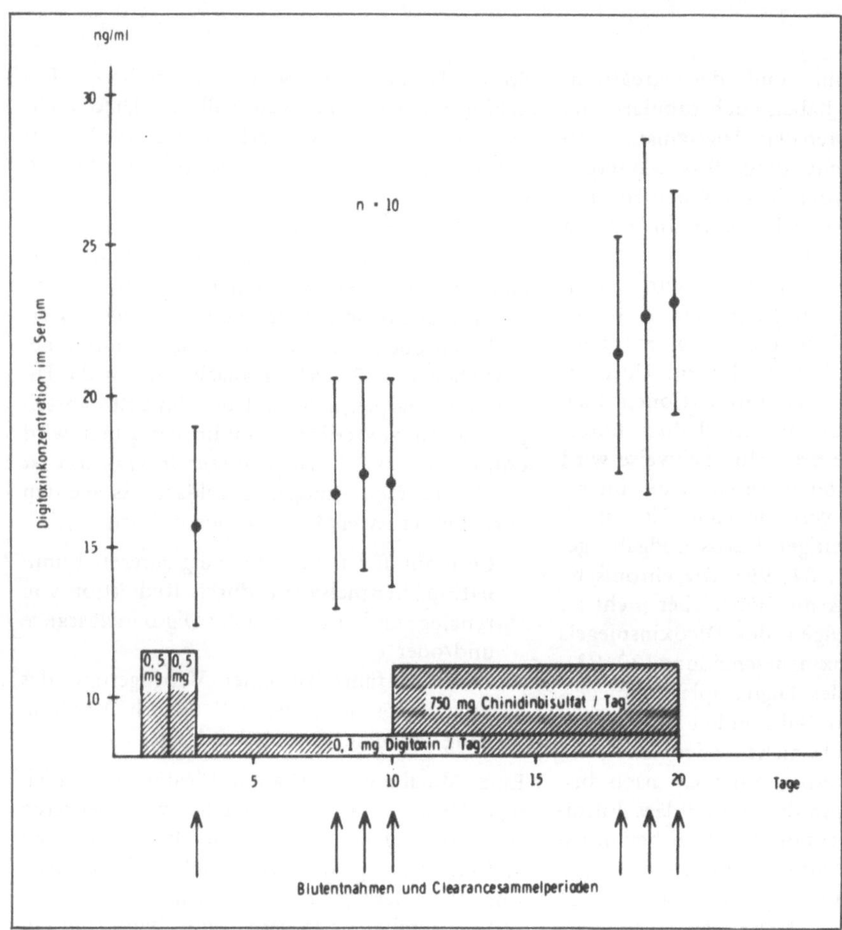

Abb. 15: Digitoxinkonzentration im Serum (MW ± SD) bei 10 Probanden nach einer Aufsättigungsdosis sowie bei einer täglichen Erhaltungsdosis von 0,1 mg Digitoxin vor und während einer Dosierung von 750 mg Chinidin pro Tag (80).

50

im Akutversuch eine deutliche Verminderung des Verteilungsvolumens von 10,87 auf 7,35 Liter/kg. Nach tierexperimentellen Untersuchungen von Doherty und Mitarb. (34) beim Hund kam es unter der Chinidingabe zu einer deutlichen Verringerung der Digoxinkonzentrationen im Skelettmuskel, so daß auch eine Rückverteilung aus der Muskulatur, dem Hauptdepot für Herzglykoside, als Ursache für diese Interaktion angesehen werden kann. Die Folge dieser Wechselwirkung ist das größere Risiko einer Digoxinintoxikation. Ein Teil der unerwünschten Wirkungen, die bisher dem Chinidin angelastet wurden, gehen demnach auf das Konto des Digoxins. Man sollte daher die orale Digoxinerhaltungsdosis bei einer Chinidinerhaltungsdosis von 500 bis 1 000 mg pro Tag um ein Drittel bis die Hälfte reduzieren (77). Bei Patienten mit Niereninsuffizienz ist die Bestimmung des Digoxinplasmaspiegels für eine optimale Dosierung notwendig. Für Digitoxin scheint diese Kumulationsgefahr bei gleichzeitiger Chinidingabe geringer zu sein. Während der Kinetik von Digitoxin im Akutversuch durch Chinidin im Gegensatz zu Digoxin nicht entscheidend beeinflußt wird (76), kommt es nach Untersuchungen von Peters und Mitarb. (80) bei 10 gesunden Versuchspersonen, die eine Erhaltungsdosis von 0,1 mg Digitoxin eingenommen hatten, unter der gleichzeitigen Applikation von 750 mg Chinidinbisulfat zu einem Anstieg der „steady state" Digitoxinkonzentrationen im Serum von 17,0 ± 3,2 ng/ml

auf 22,4 ± 4,2 ng/ml (Abb. 15). Die Digitoxinplasmakonzentrationen bleiben aber immer im therapeutischen Bereich. Die Serumhalbwertzeit von Digitoxin war unter der Chinidingabe von 7,6 ± 1,6 auf 10,8 ± 2,1 Tage verlängert, ohne daß die Digitoxineiweißbindung oder die renale Digitoxinausscheidung entscheidend verändert worden war. Nach den bisher vorliegenden Untersuchungen wird man bei einer Kombination mit Chinidin dem Digitoxin gegenüber dem Digoxin den Vorzug geben, da beim Digitoxin eine Dosisreduzierung nicht notwendig erscheint. Inwieweit auch andere Antiarrhythmika zu einer Kumulation des Digitalisplasmaspiegels führen können, ist bisher nicht ausreichend geklärt. Nach Untersuchungen an einer geringen Fallzahl scheint dies für die anderen üblichen Antiarrhythmika wie z.B. Lidocain, Disopyramid, Ajmalin, Aprindin oder Procainamid nicht der Fall zu sein (31, 61). Demgegenüber scheinen Verapamil und Nifedipin, die häufig bei chronischem Vorhofflimmern in Kombination mit Herzglykosiden eingesetzt werden, ebenfalls zu einer Erhöhung der Digoxinplasmakonzentrationen zu führen (12, 49). Wie aus Abb. 16 ersichtlich, führt die gleichzeitige Gabe von 240 mg Verapamil oder 30 mg Nifedipin bei 12 gesunden Versuchspersonen, die unter einer tgl. Erhaltungsdosis von 0,375 mg Digoxin per os standen, zu einem deutlichen Anstieg des Digoxin-Plasmaspiegels gegenüber den Kontrollwerten (12). Der ursächliche Mechanismus dieser Interaktionen ist noch

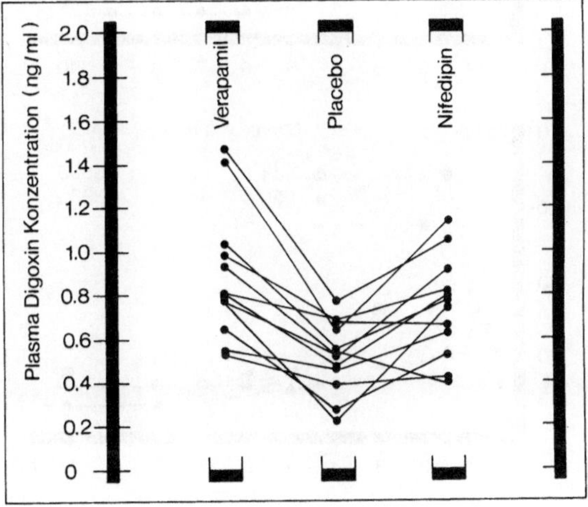

Abb. 16:
Digoxinplasmakonzentrationen von 12 Probanden, die unter einer tgl. Erhaltungsdosis von 0,375 mg Digoxin per os standen, zusammen mit der tgl. Gabe von 240 mg Verapamil, 30 mg Nifedipin oder Placebo (12).

unbekannt, es muß hier aber ebenfalls an eine Verminderung der renalen Digoxinausscheidung gedacht werden.

Änderungen des Verteilungsraumes oder der renalen Ausscheidung von Digoxin könnten auch den kürzlich beschriebenen Interaktionen zwischen Digoxin und Diazepam bzw. nicht-steroidalen Antirheumatika zugrunde liegen (24, 82, 107). Nach ersten tierexperimentellen und klinischen Untersuchungen scheinen verschiedene nicht-steroidale Antirheumatika wie Aspirin, Indomethacin, Ibuprofen, Tolmetin und Diclofenac zu einem Anstieg der Digoxin-Plasmakonzentrationen zu führen, während es nach Phenylbutazon zu einem Abfall des Digoxinspiegels kam.

Um weitere Informationen über den Einfluß verschiedener Antirheumatika auf die Kinetik von β-Acetyldigoxin zu erlangen, untersuchten wir den Verlauf der Glykosidplasmakonzentra-

tionen sowie die tägliche renale Digoxinausscheidung bei 6 Probanden, die im cross-over-Versuch eine einmalige Dosis von 0,8 mg β-Acetyldigoxin (Novodigal^R) allein oder zusammen mit jeweils 1 000 mg Acetylsalicylsäure, 50 mg Indomethacin, 200 mg Phenylbutazon oder 20 mg Piroxicam per os einnahmen. Nach den ersten vorliegenden Ergebnissen sind die maximalen Glykosidplasmakonzentrationen nach der zusätzlichen Gabe von Acetylsalizylsäure oder Indomethacin deutlich niedriger, als wenn β-Acetyldigoxin allein eingenommen wurde (Abb. 17). Die Flächen unter der Plasmakonzentrationszeitkurve und die renale Glykosidausscheidung als Maß für eine Beeinträchtigung der Resorptionsquote sind ebenfalls bei der zusätzlichen Antirheumatikagabe deutlich vermindert. Ein Einfluß der Antirheumatika auf die Resorptionsgeschwindigkeit von β-Acetyldigoxin war nicht feststellbar. Nach diesen Befunden scheinen Acetylsalizylsäure

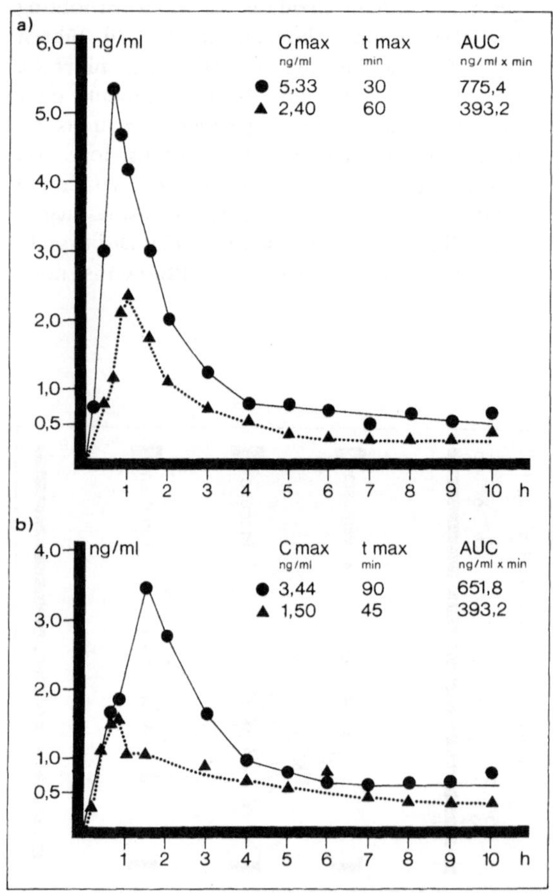

Abb. 17:
Digoxinplasmakonzentrationen bei je einer gesunden Versuchsperson, die 0,8 mg β-Acetyldigoxin allein (●—●) und 30 min nach der Gabe von a) 50 mg Indomethacin (▲--▲) bzw. b) 1 000 mg Acetylsalicylsäure (▲—▲) per os eingenommen hatte.

Tab. 10: Pharmakokinetische Wechselwirkungen zwischen Herzglykosiden und anderen Pharmaka. ↑↓ verstärkte bzw. verminderte Digitaliswirkung, (−) unzureichend oder gar nicht untersucht, − keine Wechselwirkungen

Pharmakon	Digoxin	Digitoxin
Schilddrüsenhormone	↓	(−)
Antihyreoidale Substanzen	↑	(−)
Warfarin	−	(↑)
Tolbutamid	−	(↑)
Sulfadimethoxin	−	(↑)
Clofibrat	−	(↑)
Heparin	−	(↑)
Phenobarbital	−	↓
Diphenylhydantoin	−	↓
Rifampicin	−	↓
Spironolacton	(↑)	↓
Phenylbutazon	−	↓
Furosemid	(↓↑)	−
Chinidin	↑	(↑)
Verapamil	↑	(−)
Nifedipin	↑	(−)
Lidocain	(−)	(−)
Disopyramid	(−)	(−)
Ajmalin	(−)	(−)
Aprindin	(−)	(−)
Procainamid	(−)	(−)
L-Dopa	(↓)	(−)

und Indomethacin entgegen den tierexperimentellen Untersuchungen zumindest nach der einmaligen Gabe das Intoxikationsrisiko einer gleichzeitigen Digoxintherapie nicht zu erhöhen. In Tab. 10 sind mögliche pharmakokinetische Interaktionen mit Digoxin bzw. Digitoxin nach ihrer klinischen Bedeutung zusammengestellt.

Pharmakodynamische Phase

Wechselwirkungen von Herzglykosiden mit anderen Pharmaka in der pharmakodynamischen Phase finden am Wirkort der Herzglykoside, d.h. an der Herzmuskelzelle bzw. dem Herzglykosidrezeptor, statt. Wenn erwünschte und unerwünschte Wirkungen der einzelnen Substanzen und ihr Wirkungsmechanismus bekannt sind, können pharmakodynamische Wechselwirkungen zum großen Teil vorhergesehen werden. Verschiedene Arzneimittel können die positiv inotrope Wirkung und/oder die elektrophysiologischen Wirkungen des Herzglykosids direkt oder indirekt, z.B. durch Veränderungen des Elektrolytstoffwechsels verändern.

1 Direkte Interaktionen am Herzglykosidrezeptor

Wechselwirkungen zwischen Herzglykosiden und anderen Pharmaka an der $(Na^+ + K^+)$-aktivierbaren ATPase der Zellmembran, dem sog. Digitalisrezeptor, sind nach unserem bisherigen Wissensstand vornehmlich mit Diphenylhydantoin oder Kalium bedeutsam. Diphenylhydantoin kann ebenfalls, wie Digitalisglykoside, die $(Na^+ + K^+)$-ATPase hemmen, die den aktiven Na^+-K^+-Transport durch die Zellmembran katalysiert (83). Nach Untersuchungen von Erdmann und Schoner (38) ist die Rezeptoraffinität von Diphenylhydantoin mit einer Dissoziationskonstanten von 10^{-4} M deutlich größer als die von Digoxin mit 10^{-8} M. Somit könnte die günstige Wirkung von Diphenylhydantoin auf Digitalis-induzierte Rhythmusstörungen teilweise auf einer Verdrängung der Herzglykoside von ihrem Rezeptor beruhen. Weiterhin wird durch Diphenylhydantoin auch die AV-Überleitung verbessert (15).

Die günstige Wirkung von Kalium auf die Digitalis-bedingten Herzrhythmusstörungen scheint ebenfalls auf einer Verdrängung des Herzglykosids von seinem Rezeptor zu beruhen. Wie aus Abb. 18 ersichtlich wird, verdrängt Kalium Ouabain aus seiner Bindung an die $(Na^+ + K^+)$-ATPase des Rattenhirns (3). Umgekehrt ist bei Kaliummangel die Herzglykosid-Rezeptorbindung erhöht, was zu einer erhöhten Digitalisempfindlichkeit führen kann.

Auch die direkte synergistische Wirkung zwischen Calcium und Herzglykosiden, die zu toxischen Effekten führen kann, könnte durch eine Erhöhung der Rezeptoraffinität zu den Digitalisglykosiden bedingt sein (37).

2 Indirekte Interaktionen am Herzglykosidrezeptor

Die indirekten bzw. sekundären Wechselwirkungen von Herzglykosiden mit anderen Pharmaka erfolgen vornehmlich durch Zwischenschaltung des Elektrolytstoffwechsels und/oder des Säuren-Basen-Haushaltes. Eine klinisch bedeutsame Wechselwirkung ist die Interaktion zwischen Digitalis und kaliuretischen Diuretika, wie z.B. den Thiazidabkömmlingen und den Schleifendiuretika, die mit einem Kalium- und evtl. auch einem Magnesium-Mangel einhergehen und damit eine Digitalisintoxikation begünstigen können. Diese gefährliche Wechselwirkung kann durch die Kontrolle des Kalium- und Magnesiumspiegels und — wenn notwendig — durch Zusatz dieser Elektrolyte vermieden werden. Andere Pharmaka, wie Laxantien, Corticosteroide, ACTH, Glukoseinfusionen, Carbenoxolon, Lakritze, Amphotericin B, Penicillin und Salicylate, können ebenfalls zu einem Kalium- oder Magnesiumverlust (Neomycin) führen. Eine klinische Bedeutung bei digitalisierten Patienten scheint aber nur dem Kaliumverlust bei chronischem Laxantienabusus zuzukommen.

3 Elektrophysiologische Veränderungen

Pharmakodynamische Interaktionen zwischen Herzglykosiden und anderen Pharmaka können auch durch direkte oder indirekte Veränderungen der Reizbildung oder der Reizleitung hervorgerufen werden. So steigern z.B. Sympathomimetika die bathmotrope Wirkung der Herzglykoside und begünstigen somit das Auftreten von Rhythmusstörungen (11, 94). Daran muß z.B. auch bei digitalisbedürftigen Patienten gedacht werden, die β1-Sympathomimetika als Bronchodilatatoren verwenden. Auch Reserpin kann über eine Katecholaminfreisetzung bei digitalisierten Patienten zu häufiger auftretenden Rhythmusstörungen führen (30, 67). Ebenso kommt es bei der parenteralen Gabe von Succinylcholin bei digitalisierten Patienten zu häufigeren Rhythmusstörungen. Der Mechanismus dieser Interaktion ist noch nicht vollständig geklärt, es wird aber vermutet, daß er auf einer plötzlichen Freisetzung von Katecholaminen oder einem plötzlichen Kaliumausstrom aus der Zelle in den Extrazellulärraum beruht (43). In diesem Zusammenhang sollte auch das Inhalationsnarkotikum Cyclopropan genannt werden, das den Sympathikus stimuliert und dadurch

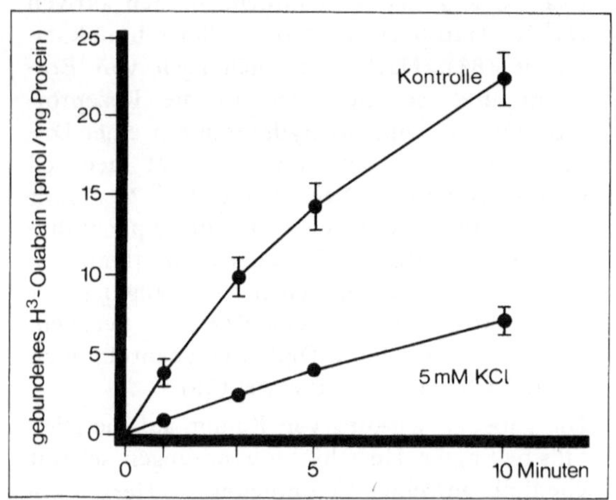

Abb. 18:
Wirkung von Kalium auf die Bindung von H³-Ouabain an die $Na^+ + K^+$-ATPase des Rattenhirns (3).

zu Rhythmusstörungen führen kann (71). Da die bisher aufgezählten Wechselwirkungen, die auf elektrophysiologischen Veränderungen zu beruhen scheinen, klinisch bedeutsam sein könnten, muß erst in weiteren Studien aufgezeigt werden, welchen Stellenwert sie in der Digitalistherapie einnehmen.

Klinisch bedeutsamer dürften evtl. die in tierexperimentellen Untersuchungen nachgewiesenen Interaktionen mit trizyklischen Antidepressiva sein. Als Ursache wird die Hemmung der neuronalen Wiederaufnahme von Noradrenalin sowie eine Chinidin-artige Wirkung dieser Substanzen angenommen (73, 98, 102). Die Erhöhung der Noradrenalin-Konzentration am Rezeptor sowie die Reizleitungsverzögerung könnten bei gleichzeitiger Digitalisierung das Auftreten von Rhythmusstörungen begünstigen. Die endgültige klinische Bedeutung ist aber auch für diese Interaktion noch nicht geklärt, zumal Untersuchungen mit Desipramin keine eindeutigen Ergebnisse in dieser Richtung erbracht haben (7, 9).

Schließlich muß auch an Interaktionen zwischen Digitalis und solchen Antiarrhythmika gedacht werden, die vornehmlich die Sinusknotenfunktion und die AV-Überleitung synergistisch beeinflussen. Dies könnte gelegentlich bei der gleichzeitigen Gabe von Digitalis und Calcium-Antagonisten oder β-Rezeptorenblockern vorkommen. Andererseits können β-Blocker aber Glykosid-induzierte tachykarde Rhythmusstörungen günstig beeinflussen (68). Bei der Behandlung der Angina pectoris mit β-Blockern wurde gezeigt, daß deren negativ inotrope Wirkung durch Herzglykoside aufgehoben werden kann (28). Daraus abzuleiten, β-Blocker immer, auch bei suffizienten Herzen, mit Digitalis zu kombinieren, ist aber nicht vertretbar. Eine Zusammenstellung der möglichen Wechselwirkungen zwischen Herzglykosiden und anderen Pharmaka in der pharmakodynamischen Phase findet sich in Tab. 11.

Zusammenfassung und Schlußfolgerungen

Wechselwirkungen zwischen Herzglykosiden und anderen Pharmaka können in der pharmazeutischen, pharmakokinetischen und pharmakodynamischen Phase auftreten. Wechselwirkungen, die in der pharmazeutischen Phase

Tab. 11: Pharmakodynamische Wechselwirkungen zwischen Herzglykosiden und anderen Pharmaka. ↑↓ verstärkte oder verminderte Wirkung, ( ) wahrscheinlich von geringer klinischer Relevanz

Pharmakon	Digoxin	Digitoxin
direkt:		
Diphenylhydantoin	↓	↓
Kalium	↓	↓
Magnesium	↓	↓
Calcium	↑	↑
indirekt:		
Kaliuretische Diuretika	↑	↑
Laxantien	↑	↑
ACTH	(↑)	(↑)
Corticosteroide	(↑)	(↑)
Glucose-Infusionen	(↑)	(↑)
Amphotericin B	(↑)	(↑)
Carbenoxolon	(↑)	(↑)
Lakritze	(↑)	(↑)
Penicillin G	(↑)	(↑)
Salicylate	(↑)	(↑)
elektrophysiologisch:		
Sympathomimetika	↑	↑
Reserpin	↑	↑
Succinylcholin	↑	↑
Cyclopropan	↑	↑
Tricycl. Antidepressiva	↑	↑
Calcium-Antagonisten	↑	↑
β-Rezeptorenblocker	↑	↑

stattfinden, sind eingehend untersucht worden und sollten heute vermeidbar sein. Kombinationen von Herzglykosiden mit anderen wirksamen Substanzen in einer galenischen Zubereitung sollten schon aufgrund der geringen therapeutischen Breite der Herzglykoside als obsolet gelten. Resorptionsgeschwindigkeit und Resorptionsquote von Digoxin können durch die gleichzeitige Nahrungsaufnahme bzw. durch verschiedene Diätformen ebenso beeinflußt werden wie durch eine beschleunigte oder herabgesetzte Darmmotilität. Derartige Wechselwirkungen lassen sich aber durch die zeitlich getrennte Einnahme der Arzneimittel teilweise vermeiden. Auch eine medikamentöse Schädigung der Darmschleimhaut z.B. durch Cytostatika, Neomycin, Sulfasalazin oder PAS führt zu einer deutlichen Reduzierung der Resorptionsgeschwindigkeit und der Resorptionsquote von Digoxin. Demgegenüber scheinen nach bisherigen Untersuchungen Wechselwirkungen zwischen Digitoxin und anderen Pharmaka im Magen-Darm-Trakt kaum von Bedeutung zu sein (Tab. 9).

Interaktionen in der Proteinbindung kommen nur für das hoch eiweißgebundene Digitoxin in Betracht. Nach in vitro-Untersuchungen können Phenylbutazon, Warfarin, Tolbutamid, Sulfadimethoxin oder Clofibrat Digitoxin aus seiner Eiweißbindung verdrängen und dadurch den pharmakologisch wirksamen freien Anteil erhöhen, eine klinische Bedeutung kommt diesen Interaktionen aber bei therapeutischen Dosen nicht zu. Auch die Wechselwirkung zwischen Heparin und Digitoxin dürfte angesichts der Gesamtzahl der mit Digitoxin behandelten Patienten und der relativ wenigen urämischen Patienten, bei denen die Kompensationsmechanismen evtl. nicht zum Tragen kommen, von untergeordneter Bedeutung sein. Metabolische Interaktionen kommen ebenfalls nur bei Digitoxin vor. Die als Enzyminduktoren der mischfunktionellen Oxidase geltenden Substanzen Phenobarbital, DPH, Phenylbutazon, Rifampicin und Spironolacton sind in der Lage, den Digitoxinplasmaspiegel vor allem durch Erhöhung der sog. kardioinaktiven, wasserlöslichen Metabolitenfraktion in subtherapeutische Bereiche zu senken und dann eine Dosiserhöhung notwendig zu machen. In solchen Fällen hat sich die Kontrolle des Serum-Glykosidspiegels für die optimale Dosierung bewährt. Über klinisch bedeutsame Interaktionen bei der renalen Ausscheidung ist bisher nur von Digoxin berichtet worden. Während die gleichzeitige Gabe von Chinidin und Digoxin zu einem Ansteigen des Digoxinplasmaspiegels bis in toxische Bereiche führen kann, ist die Kombination von Chinidin und Digitoxin nach bisherigen Untersuchungen nicht mit einem höheren Intoxikationsrisiko behaftet. Nach ersten klinischen Untersuchungen führt auch die gleichzeitige Gabe von Verapamil, Nifedipin und Diazepam zu signifikant höheren Digoxinplasmaspiegeln gegenüber der Monotherapie. Inwieweit auch nicht-steroidale Antirheumatika die Digoxinkinetik beeinflussen können, ist noch nicht endgültig geklärt (Tab. 10).

Über Interaktionen zwischen Herzglykosiden und anderen Pharmaka auf der Rezeptorebene ist noch wenig Sicheres bekannt. Daß direkt oder indirekt bedingte Veränderungen des Elektrolythaushalts die Digitalisempfindlichkeit des Herzens entscheidend beeinflussen können, bedarf wohl keiner besonderen Erwähnung mehr. Die antiarrhythmische Wirkung des DPH bei digitalisinduzierten Rhythmusstörungen ist ebenfalls hinreichend bekannt. Pharmakodynamische Wechselwirkungen werden auch bei der gleichzeitigen Gabe von Katecholaminen, β-Rezeptorenblockern oder Calcium-Antagonisten u.a. diskutiert (Tab. 11). Während pharmakodynamische Wechselwirkungen zwischen verschiedenen Pharmaka im allgemeinen vorhersehbar sind, wenn Wirkungsmechanismus und Wirkung der zu verordnenden Arzneimittel bekannt sind, trifft dieses für die herzwirksamen Glykoside nicht immer zu. Trotz des langen therapeutischen Umgangs mit den Herzglykosiden sind unsere Kenntnisse, wie die verschiedenen Wirkungen auf das Reizleitungssystem und die Kontraktionskraft des Herzens zustande kommen, noch recht mangelhaft. Es muß daher eine der vordringlichsten Aufgaben für die nächste Zeit sein, genauere Kenntnisse über den Wirkungsmechanismus der Herzglykoside zu erlangen, um derartige gefährliche Wechselwirkungen vermeiden zu können. Wichtiger als jede Klassifizierung ist die Aufdeckung noch nicht bekannter Wechselwirkungen, ihre systematische Dokumentation sowie die Prüfung ihrer letztlichen klinischen Relevanz. In der Vergangenheit wurden umfangreiche Listen mit möglichen Arzneimittelinteraktionen erstellt, die neben klinisch bedeutsamen Wechselwirkungen auch alle die enthalten, die nur von Beobachtungen in vitro oder im Tierexperiment als möglich erschienen, aber deren klinische Relevanz keinesfalls erwiesen ist. Solche Aufzählungen laufen aber Gefahr, von den praktizierenden Ärzten ignoriert zu werden, oder sie führen zu einer übertriebenen Angst vor Arzneimittelinteraktionen. Die Tatsache allein, daß Wechselwirkungen zwischen verschiedenen Wirkstoffen auftreten können, ist allerdings ein zwingendes Argument gegen jede unnötige Polypragmasie. Wenn sich der praktisch tätige Arzt der pharmakologischen Grundprinzipien von Arzneimittelwechselwirkungen bewußt wird sowie Pharmakokinetik und Wirkungsmechanismus der von ihm verschriebenen Arzneimittel beachtet, so könnte die Häufigkeit der infolge von Arzneimittelinteraktionen auftretenden Therapierisiken und Therapiemißerfolge entscheidend vermindert werden.

Literatur

1. Abshagen, U.: Naunyn-Schmiedeberg's Arch. Pharmacol. *278*, 91 (1973).
2. Abshagen, U., H. Rennekamp, J. Kuhlmann: Naunyn-Schmiedeberg's Arch. Pharmacol. *292*, 87 (1976).
3. Akera, T., T. M. Brody, R. H.-M. So., T. Tobin, S. J. Baskin: Ann. N. Y. Acad. Sci. *242*, 617 (1974).
4. Albert, A., C. W. Rees: Nature *177*, 433 (1956).
5. Albert, K. S., J. W. Ayres, A. R. DiSanto, D. J. Weidler, E. Sakmar, M. R. Hallmark, R. G. Stoll, K. A. DeSante, J. G. Wagner: J. Pharmac. Sci. *1*, 1582 (1978).
6. Allen, J. D., R. G. Shanks, S. A. Zaidi: Br. J. Pharmacol. *42*, 1 (1971).
7. Allonen, H., E. Jisalo, L. Nuortio: Acta Pharmacol. Toxicol. *37*, 8 (1975).
8. Anschütz, F., H. G. Demers, J. Pabst: In: Digitalistherapie bei Herzinsuffizienz (eds.), K. Kochsiek, N. Rietbrock, p. 159, Urban u. Schwarzenberg, München - Wien − Baltimore (1981).
9. Attree, T., P. Sawyer, M. J. Turnbull: Eur. J. Pharmacol. *19*, 294 (1972).
10. Bazzano, G., G. S. Bazzano: J. Amer. med. Ass. *220*, 828 (1972).
11. Becker, D. J., P. M. Nonkin, L. D. Bennet, S. G. Kimball, M. S. Sternberg, F. Wassermann: Am. J. Cardiol. *10*, 242 (1962).
12. Belz, G. G., P. E. Aust, R. Munkes: Lancet I, 844 (1981).
13. Betzien, B., K. Dietmann, W. Schaumann: Herz/Kreisl. *12*, 115 (1980).
14. Bigger, J. Th., Jr.: N. Engl. J. Med. *301*, 779 (1979).
15. Bigger, J. Th., Jr., H. C. Strauss: Drug Treatment *2*, 147 (1972).
16. Binnion, P. F.: In: Digitalis, p. 216 (ed.) Storstein, O., Gyldendal Norsk Forlag, Oslo (1973).
17. Binnion, P. F., R. Das Gupta: Int. J. Clin. Pharmacol. *12*, 96 (1975).
18. Bonelli, J., K. Hruby, D. Magometschnigg, G. Hitzenberger, G. Kaik: Int. J. Clin. Pharmacol. *15*, 337 (1977).
19. Brown, D. D., R. P. Juhl: N. Engl. J. Med. *295*, 1034 (1976).
20. Brown, D. D., J. C. Dormois, G. N. Abraham: Clin. Pharmac. Ther. *20*, 395 (1976).
21. Brown, D. D., R. P. Juhl, S. L. Warner: Circ. *58*, 164 (1978).
22. Caldwell, J. H., C. A. Bush, N. J. Greenberger: J. Clin. Invest. *50*, 2638 (1971).
23. Carruthers, S. G., C. A. Dujovne: Clin. Pharmacol. Ther. *27*, 184 (1980).
24. Castillo-Ferrando, J. R., M. Garcia, J. Carmona: Lancet I, 368 (1980).
25. Chen, T. S., H. S. Friedmann: J. Am. med. Ass. *244*, 669 (1980).
26. Chin, K. N., G. Hudson: Br. J. Exp. Path. *51*, 563 (1970).
27. Clasen, R., H. Kemmeter, H. J. Gilfrich: Dtsch. Med. Wschr. *104*, 543 (1979).
28. Crawford, M. H., M. M. LeWinter, R. A. O'Rourke, J. S. Karliner, J. Ross: Ann. Intern. Med. *83*, 449 (1975).
29. Croxson, M. S., H. K. Ibbertson: Br. Med. J. *3*, 566 (1975).
30. Dick, H. L. H., E. L. McCawley, W. A. Fisher: Arch. Int. Med. *109*, 503 (1962).
31. Doering, W.: N. Engl. J. Med. *301*, 400 (1979).
32. Doering, W., E. König: Med. Klin. *73*, 1085 (1978).
33. Doherty, J. E., W. H. Perkins: Ann. Intern. Med. *64*, 489 (1966).
34. Doherty, J. E., D. Straub, J. Bissett, M. Murphy: Am. J. Cardiol. *45*, 453 (1980).
35. Eisenhuth, J., G. Geyer: Acta Histochem. *25*, 71 (1966).
36. Ejvinsson, G.: Br. med. J. *1*, 279 (1978).
37. Erdmann, E.: Internist *20*, 229 (1979).
38. Erdmann, E., W. Schoner: Naunyn-Schmiedeberg's Arch. exp. Path. Pharmakol. *283*, 335 (1974).
39. Flasch, H., N. Heinz: Arzneim.-Forsch. *29*, 961 (1979).
40. Gault, M. H., J. D. Charles, D. L. Sugden, D. C. Kepkay: J. Pharm. Pharmacol. *29*, 27 (1977).
41. Gilfrich, H. J., T. Meinertz: In: Cardiac Glycosides (eds.) G. Bodem, H. J. Dengler, Springer-Verlag Berlin − Heidelberg − New York p. 159 (1978).
42. Hager, W. D., P. Fenster, M. Mayersohn, D. Perrier, P. Graves, F. J. Marcus, St. Goldmann: N. Engl. J. Med. *300*, 1238 (1979).
43. Hansten, P. D.: Drug interactions. Fourth Edition, p. 192, Lea and Febiger, Philadelphia (1979).
44. Hartwich, G.: Habilitationsschr. Erlangen − Nürnberg (1974).
45. Jelliffe, R. W., D. H. Blankenhorn: Clin. Res. *14*, 160 (1966).
46. Johnson, B. F., J. O'Grady, C. Bye: Brit. J. Clin. Pharmacol. *5*, 465 (1978).
47. Juhl, R. P., R. W. Summers, J. K. Guillory, S. M. Blaug, F. H. Cheng, D. D. Brown: Clin. Pharmacol. Ther. *20*, 387 (1976).
48. Khalil, S. A. H.: J. Pharm. Pharmacol. *26*, 961 (1974).
49. Klein, H. O., R. Lang, E. DiSegni, E. Kaplinsky: N. Engl. J. Med. *301*, 160 (1980).
50. Kroneberg, G.: Naunyn-Schmiedeberg's Arch. exp. Path. Pharmak. *237*, 222 (1959).
51. Kuhlmann, J.: Med. Mo. Pharm. *1*, 289 (1978).
52. Kuhlmann, J.: Med. Klin. *75*, 802 (1980).
53. Kuhlmann, J.: DAZ *120*, 2226 (1980).
54. Kuhlmann, J.: Dtsch. med. Wschr. *106*, 468 (1981).
55. Kuhlmann, J.: In Digitalistherapie bei Herzinsuffizienz. (Eds.) K. Kochsiek, N. Rietbrock, p. 149, Urban u. Schwarzenberg, München − Wien − Baltimore (1981).
56. Kuhlmann, J., U. Abshagen, N. Rietbrock: Naunyn-Schmiedeberg's Arch. Pharmacol. *276*, 149 (1973).

57. Kuhlmann, J., U. Abshagen, N. Rietbrock: Europ. J. Clin. Pharmacol. 7, 87 (1974).
58. Kuhlmann, J., V. Kötter, H.-F. Vöhringer, N. Rietbrock, R. Schröder: Arzneim.-Forschung. 27, 1505 (1977).
59. Kuhlmann, J., W. Zilly, J. Wilke, B. Borgmeier: Verh. Dtsch. Ges. Inn. Med. 86, 1272 (1980).
60. Lahiri, K., W. Ertel: Clin. Res. 22, 321 A (1974).
61. Leahey, E. B., Jr., J. A. Reiffel, R. E. Drusin, R. H. Heissenbuttel, W. P. Levejoy, J. Th. Bigger: J. Am. med. Ass. 240, 533 (1978).
62. Leopold, G., J. Pabst, W. Ungethüm: In: Digitalistherapie bei Herzinsuffizienz. (Eds.) K. Kochsiek, N. Rietbrock, p. 4, Urban u. Schwarzenberg München − Wien − Baltimore (1981).
63. Levine, R. R.: Am. J. Digest. Dis. 15, 171 (1970).
64. Levy, G., M. Gibaldi, J. A. Procknal: J. Pharm. Sci. 61, 279 (1972).
65. Lindenbaum, J., R. M. Maulitz, V. P. Butler: Gastroenterology 71, 399 (1976).
66. Loo, J. C. K., J. J. McGilveray, N. Jordan: Res. Comm. in Chem. Path. Pharm. 17, 497 (1977).
67. Lown, B., L. Ehrlich, B. Lipschultz, J. Blake: Circ. 24, 1185 (1961).
68. Lydtin, H.: In: Digitalistherapie (ed.), H. Jahrmärker, p. 96, Springer, Berlin − Heidelberg − New York (1975).
69. Manninen, V., A. Apajalahti, J. Melin, M. Karesoja: Lancet I, 398 (1973a).
70. Manninen, V., A. Apajalahti, H. Simonen, P. Reissell: Lancet I, 1118 (1973b).
71. Manninen, V., L. Nyberg: Handb. Exp. Pharm., Springer-Verlag, Heidelberg (1981, im Druck).
72. Marcus, F. J., A. Peterson, J. Scully, G. G. Kapadia: J. Pharmacol. Exp. Ther. 152, 372 (1966).
73. Matsuo, S.: Jap. J. Pharmacol. 17, 279 (1967).
74. McAllister, R. G., S. M. Howell, M. S. Gomer, J. B. Selby: J. clin. Pharmacol. 16, 110 (1976).
75. Neuvonen, P. J., S. M. Elfring, E. Elonen: Europ. J. clin. Pharmacol. 13, 213 (1978).
76. Ochs, H. R., J. Pabst: In: Digitalistherapie bei Herzinsuffizienz. (Eds.) K. Kochsiek, N. Rietbrock, p. 132, Urban u. Schwarzenberg, München − Wien − Baltimore (1981).
77. Peters, U., T. Risler: Dtsch. med. Wschr. 106, 306 (1981).
78. Peters, U., K. J. Hengels, T. U. Hausamen, F. Grosse-Brockhoff: Verh. dtsch. Ges. inn. Med. 81, 1675 (1975).
79. Peters, U., T. U. Hausamen, F. Grosse-Brockhoff: In: Cardiac Glycosides, (eds.) G. Bodem, H. J. Dengler, p. 401, Springer-Verlag Berlin − Heidelberg − New York (1978).
80. Peters, U., T. Risler, B. Grabensee, U. Falkenstein, J. Kroukou: Dtsch. med. Wschr. 105, 438 (1980).
81. Rameis, H., J. Bonelli: Herzglykoside bei Lebererkrankungen. s. dieses Buch, S. 17.
82. Rau, R., G. Georgiopoulos, P. Neumann, G. Gross: Akt. rheumatol. 5, 349 (1980).
83. Rawson, M. D., J. H. Pincus: Biochem.-Pharmacol. 17, 573 (1968).
84. Rotmensch, H. H., E. Graff, R. Terdiman, A. Aviram, O. Ayzenberg, S. Lariado: Arch. Intern. Med. 138, 1495 (1978).

85. Rietbrock, N.: Arzneim.-Forsch. 26, 135 (1976).
86. Rietbrock, N.: Prakt. Arzt 4, 322 (1980).
87. Rietbrock, N., J. Kuhlmann: Naunyn-Schmiedeberg's Arch. Pharmacol. 276, 149 (1973).
88. Rietbrock, N., J. Kuhlmann: Med. Klin. 72, 435 (1977).
89. Rietbrock, N., J. Guggenmos, J. Kuhlmann, U. Hess: Europ. J. clin. Pharmacol. 9, 373 (1976).
90. Rietbrock, N., H. F. Vöhringer, J. Kuhlmann, K. Maertin: Klin. Wschr. 55, 641 (1977).
91. Schaumann, W.: DAZ 120, 2281 (1980).
92. Schnieders, B.: In: Bioverfügbarkeit von Arzneimitteln (eds.) N. Rietbrock, B. Schnieders, p. 3, Gustav Fischer, Stuttgart − New York (1979).
93. Semple, P., W. J. Tilstone, D. H. Lawson: N. Engl. J. Med. 292, 612 (1975).
94. Sherrod, T. R.: Hosp. Practice 2, 56 (1967).
95. Solomon, H. M., S. Reich, N. Spirt, W. B. Abrams: Ann. N. Y. Acad. Sci. 179, 362 (1971).
96. Steiness, E.: Circulation 50, 103 (1974).
97. Storstein, L., H. Janssen: Clin. Pharmacol. Ther. 20, 15 (1976).
98. Titus, E. O., N. Matussek, H. E. Spiegel, B. B. Brodie: J. Pharmavol. Exp. Ther. 152, 469 (1966).
99. Tsutsumi, E., H. Fujiki, H. Takeda, H. Fukushima: J. Clin. Pharmacol. 19, 200 (1979).
100. Vöhringer, H. F., J. Kuhlmann, N. Rietbrock: Dtsch. med. Wschr. 101, 106 (1976).
101. Vöhringer, H. F., H. M. Wogenstein, N. Rietbrock: Fortschr. Med. 95, 2323 (1977).
102. Vohra, J., D. G. Burrows: Drugs 8, 432 (1974).
103. Waldorff, S., J. D. Andersen, N. Heebøll-Nielsen, O. G. Nielsen, E. Moltke, U. Sørensen, E. Steiness: Clin. Pharmacol. Ther. 24, 162 (1978).
104. White, R. J., D. A. Chamberlain, M. Howard, T. W. Smith: Brit. med. J. 1, 380 (1971).
105. Wirth, K. E.: Med. Welt 32, 234 (1981).
106. Wirth, K. E., J. C. Fröhlich, J. W. Hollifield, F. C. Falkner, B. S. Sweetman, J. A. Oates: Europ. J. Clin. Pharmacol. 9, 345 (1976).
107. Wilkerson, R. D., P. B. Mockridge, G. K. Massing: Am. J. Cardiol. 45, 1201 (1980).
108. Wolff, G.: Ber. Dtsch. Ges. Inn. Med. 5, 159 (1967).
109. Woods, M. N., J. A. Ingelfinger: Clin. Pharmacol. Ther. 26, 21 (1979).
110. Zilly, W., D. D. Breimer, E. Richter: Clin. Pharmacokin. 2, 61 (1977).
111. Zilly, W., J. Kuhlmann, H. Kasper, E. Richter: (1981 in Vorbereitung).

Diskussionsbeiträge

Heusinger, Darmstadt:
Ich habe zum letzten Vortrag von Herrn Kuhlmann eine Frage. Sie haben ein Dia gezeigt zur
Digoxin-Bildung unter Barbituratgabe. Ich glau-
be, es handelt sich um die drei Fälle von Solomon. Leopold und Pabst untersuchten die 12
β-Hydroxilierung — allerdings ohne den Einfluß von Barbituraten — und stellten fest, daß
die Digoxinbildung nach Gabe von Digitoxin
im Rahmen der Kreuzreaktivität liegt, das sind
0,3 oder 0,4 %. Das kann unter Barbituraten
natürlich anders sein. Aber die Ausgangswerte
der von Ihnen erwähnten Untersuchung waren
schon sehr hoch mit ca. 5%.

Kuhlmann, Würzburg:
Es handelt sich um Untersuchungen nach einmaliger Digitoxingabe bei einer Vorbehandlung
mit Phenobarbital. Hierbei ist der Digoxin-An-
teil, d.h. der 12-β-hydroxilierte Anteil etwas
höher als unter Steady-State-Bedingungen, wo
er zwischen 1 und 2 % liegt. Unter einmaliger
Digitoxingabe wird in der Literatur eine Metabolisierung zu Digoxin bis zu 5 % beschrieben.

Rietbrock, Frankfurt:
Man sollte in diesem Zusammenhang darauf
hinweisen, daß auch unter einer Rifampicin-Be-
handlung die Digoxin-Spiegel erniedrigt sein
können. Eine Enzyminduktion trifft offenbar
nicht nur für Digitoxin, sondern wahrscheinlich auch für Digoxin zu.

Flasch, Hamburg:
Es ist über Intoxikationsquoten gesprochen
worden. Im ersten Referat wurde eine Tabelle
gezeigt mit einer Digoxin-Intoxikationsquote
von 20 %. Es wurden etwa 8 Arbeiten genannt.
Dazu muß man sicher einiges sagen. Die zitier-
ten Publikationen sind nur eine kleine Auswahl.
Sie sind im Mittel älter als 10 Jahre und kommen aus verschiedenen Ländern: größtenteils
aus den USA, aus Neuseeland, aus Nord-Irland
und Großbritannien. Wir wissen, daß die Digi-
talisierungsgewohnheiten in diesen Ländern vor
10 Jahren höchst unterschiedlich waren. Beson-

ders aus den USA ist bekannt, daß eine Aufsätti-
gungstherapie mit Digoxin durchgeführt wurde.
Es ist bekannt, daß die Dosen vor 10 Jahren ge-
waltig höher lagen, nämlich bis zu 0,5 mg Digoxin als Erhaltungsdosis, während wir heute
kaum mehr als 0,25 mg Digoxin als Tagesdosis
verwenden. Die damals und dort ermittelten
Werte vergleichen Sie nun mit einer Intoxikationsrate von Digitoxin, wie sie in Norwegen erhoben wurde. Wenn Sie aus diesem Vergleich
rückschließen auf die Verhältnisse in der BRD
1980/81, dann sollte man ehrlicherweise auch
jüngere Arbeiten zitieren, die bei uns von er-
fahrenen Untersuchern erhoben wurden, wie
z.B. von Bodem, Kewitz, Lehmann, Kochsiek
oder Burger. Hier handelt es sich um Publikationen, die nach 1977 erschienen sind.
Die Intoxikationsquote bei Digoxin liegt dort
im Mittel um 6 %, was auch zu erwarten ist,
da wir heute wesentlich besser über die Risiken
der Digitalis-Therapie Bescheid wissen und vor-
sichtiger digitalisieren. Auch die Zahlen dieser
neueren Arbeiten in Deutschland würde ich
nicht ohne weiteres der Quote von Digitoxin
mit 5—6 % gegenüberstellen. Einen solchen —
epidemiologisch sehr wichtigen — Vergleich
sollte man nur anstellen, wenn man in einer
Klinik beide Glykoside unter den gleichen diagnostischen Bedingungen der Digitalisintoxikation prüft. Gerade hierzu findet man aber in
den einzelnen Publikationen erhebliche Unterschiede.

Rietbrock, Frankfurt:
Ich habe zu Beginn meiner Ausführungen bewußt auf 5 amerikanische Studien hingewiesen,
die Ende des 18. Jahrhunderts und zu Beginn
des 19. Jahrhunderts durchgeführt wurden. Damals wurde Digitalis — leaf verwendet, und Di-
gitalis-Blätter enthalten im wesentlichen Digitoxin, Gitoxin und Gitaloxin. Die Intoxikationsquote lag damals in allen 5 Studien bei etwa
20 % (s. S. 13). Daß es zu einem Rückgang
der Intoxikationsquote in Frankreich und in
Norwegen gekommen ist, ist damit zu begrün-
den, daß einmal die Digitoxin-Dosis niedriger

gewählt wurde, und daß Digitoxin unabhängig vom Grad der Niereninsuffizienz ausgeschieden wird. Ich habe ferner darauf hingewiesen, daß dieser Trend bei uns noch nicht zu erkennen ist. Wenn Sie nur Studien nach 1977 gelten lassen, dann sollten Sie auch die von v. Arnim und Erdmann (1980) aus der Universitätsklinik München erwähnen, die bei der heutigen reduzierten Dosierung mit Digoxin und seinen Derivaten eine Intoxikationsquote von 27,5 % fanden. Die Durchführung der Studie ist vergleichbar mit der Studie von Beller (1971). Man kann gegen die Studie von Beller Vorbehalte haben, weil zum einen Patienten mit Digitalisblättern behandelt wurden und zum anderen wenige Patienten mit Digitoxin. Die Kriterien in der Arbeit von v. Arnim und Erdmann sind akzeptabel, und die Intoxikationsquote lag — das muß nochmals gesagt werden — bei 27,5 %.

Flasch, Hamburg:
Diese Arbeit kenne ich natürlich. Aber soviel ich weiß, waren es selektierte Kollektive, die wir hier nicht dazuzählen können.

Rietbrock, Frankfurt:
Das ist so nicht richtig. Es gibt Studien mit ambulanten Digoxin-behandelten Patienten. Wir selbst haben am Klinikum Steglitz eine solche Studie durchgeführt und fanden eine Intoxikationsquote von etwa 20 %. Es gibt ferner Studien mit stationären Patienten. Es ist sicherlich wünschenswert, Parallelstudien mit Digoxin und Digitoxin in der gleichen Klinik und mit den gleichen Patienten durchzuführen. Dies ist jedoch kaum machbar. Das wissen Sie genauso gut wie ich.

Flasch, Hamburg:
Lassen Sie mich eine abschließende Bemerkung machen. Obengenannte Zahlen erfassen 4 % der digitalisierten Patienten, da derartige Befunde meistens in der Klinik bei stationären Patienten erhoben wurden. Wie wir alle wissen, ist eine Arzneimittel-Nebenwirkung bis 20 % allgemein bekannt bei Kollektiven, die größtenteils aus Schwerkranken bestehen. Wenn wir also über eine epidemiologische Betrachtung sprechen wollen, müssen wir die 96 % der ambulanten Patienten berücksichtigen, bei denen die Intoxikationsquote weit niedriger ist.

Rietbrock, Frankfurt:
Ich kenne keine Studie, die draußen in der Praxis durchgeführt wurde. Ich kenne lediglich eine Studie aus der Praxis, wo die Digoxin-Konzentrationen an 496 Patienten bestimmt wurde, die klinische Wirkung jedoch nicht erfaßt worden ist.

Kuhlmann, Würzburg:
Ich darf noch kurz auf die Kochsiek-Arbeiten zurückkommen, die Sie angeführt haben. Es existiert eine Studie von Kochsiek (1977) mit über 2 000 Patienten, die Digoxin bekommen haben, und bei denen ebenfalls eine Intoxikationsquote von 17 % angegeben wird. Es gibt eine zweite Studie von Kochsiek mit über 200 Patienten. Die Intoxikationsquote lag bei 7 bzw. 4 %. Die Plasmaspiegel waren allerdings bei 32 % der Patienten unter 0,5 ng/ml, also im subtherapeutischen Bereich. Es stellte sich heraus, daß die meisten Patienten digitalisbedürftig waren, ihr Präparat aber nicht eingenommen hatten. Andere waren von ihrem Hausarzt unterdigitalisiert, als sie zur Aufnahme kamen. Wären das Patienten gewesen, die 3 Wochen in der Klinik lagen, und man hätte bei therapeutischen Plasmaspiegeln eine Intoxikationsquote von 4 % gefunden, wäre nichts dagegen zu sagen. Dies war aber nicht der Fall, 32 % waren unterdigitialisiert!

Kleinfelder, Nürnberg:
Ich habe 15 Jahre meines Lebens ausschließlich mit Digitoxin behandelt, dann mit Digoxin. Seit 3 oder 4 Jahren führe ich ein gespaltenes Dasein. Die über 70jährigen bekommen an meiner Klinik nur noch Digitoxin und verlassen auch so die Klinik. Ich hatte es satt, daß in unserer Intensivstation 1/4 der Betten mit Digitalisintoxikationen belegt war. Die Anzahl der Digitalisintoxikationen bei Klinikaufnahme ist in Nürnberg unter meinem Einfluß in den letzten Jahren ganz beträchtlich zurückgegangen. Das führe ich einfach darauf zurück, daß wir seit einiger Zeit bei älteren Leuten bevorzugt Digitoxin geben.

Die Dinge sind ja oft gar nicht zu überschauen: Sie geben alten Menschen z.B. Diuretika, vielleicht etwas zu viel. Das Kreatinin steigt in einigen Tagen von 1,1 auf 1,4 mg% an, so daß man mit Digoxin zu völlig veränderten Eliminationsverhältnissen kommt. Ich halte es einfach bei alten Menschen mit variablen Größen für gefährlicher, sie mit Digoxin zu behandeln als mit Digitoxin. Dafür stehe ich mit meiner ärztlichen Erfahrung, die ich gemacht habe.

Rupp, Ludwigshafen:
Ich möchte Herrn Flasch noch antworten, daß hier zwar ältere Studien aufgezählt wurden, jedoch auch einige neuere dazugekommen sind. Diese neueren Studien sind zustande gekommen unter Dosisempfehlungen von bestimmten Firmen. Eine solche Untersuchung ist aber nicht mehr vergleichbar mit anderen, da man sich jeweils nach der Serum-Glykosidkonzentration richtet. Wir sind aber in der Praxis tätig und können daher keine Kollektive vergleichen. Für den Niedergelassenen ist es auf Dauer nicht realisierbar, bei alten Patienten ständig Kreatinin-Kontrollen durchzuführen. Sie müssen daher ein Glykosid wählen, das sicher ist, und das Sie einfach handhaben können.

v. Wietersheim, Darmstadt:
Ich meine, man sollte dazu noch weitere Punkte anführen: Es gibt eine ganze Reihe neuerer Studien. Wesentlich dabei ist die Tatsache, daß viele dieser Studien die Situation der Patienten bei Krankenhausaufnahme schildern, also letztlich die Situation in der Praxis wiederspiegeln. Gerade in der Klinik dürfte die Möglichkeit bestehen, auch unter Digoxin bei ständiger Kontrolle der Clearance niedrigere Intoxikationsraten zu erzielen als draußen in der Praxis.

Sie haben vorhin andere neuere Studien unerwähnt gelassen, z.B. von Follath und Roth (1978, 1980), in denen die Intoxikationsraten unter Digoxin von 20 % auch für die Schweiz bestätigt werden.

Ein dritter Punkt, den man vielleicht noch anfügen sollte, ist der folgende: Es ist vollkommen unnötig, jetzt auf neue Studien zurückgreifen zu wollen mit der Behauptung, die älteren Untersuchungen gäben die Situation nicht mehr richtig wieder. Auch die älteren Studien belegen trotz unterschiedlicher Ansätze dieselbe Situation wie neuere: Es ist doch erstaunlich, daß sie alle miteinander zu ein und demselben Ergebnis führen.

Flasch, Hamburg:
Zunächst einmal haben Sie völlig Recht, daß die ambulant behandelten Patienten, die in die Klinik kommen, ein ganz besonderes Kollektiv sind. Sie wissen aus der Publikation von Lichey, Schröder und Rietbrock, daß dies eine negative

Auswahl ist, die wegen einer Intoxikation in die Klinik kam.

Betrachten Sie die Arbeiten zu den Intoxikationsquoten unter Digoxin in Abhängigkeit vom Untersuchungszeitpunkt, dann werden Sie sehen, daß gerade Anfang der 70er Jahre die Intoxikationsquote deutlich ansteigt. Das war die Zeit, wo man auf unterschiedliche Bioverfügbarkeiten aufmerksam wurde. Die Digoxin-Hersteller waren nicht ganz unschuldig daran, da sie immer wieder die Bioverfügbarkeit erhöhten.

Außerdem wurde Anfang der 70er Jahre der Radio-Immuno-Assay eingeführt, wodurch eine Überwachung der Beziehung zwischen Dosis und Serumglykosidkonzentration möglich wurde. Daher ist es nicht verwunderlich, wenn wir einen Abfall dieser Quoten gegen Ende der 70er Jahre sehen.

Kuhlmann, Würzburg:
Grundsätzlich ist es unsinnig, über Intoxikationsraten zu streiten. Es wäre interessant und wichtig, die Intoxikationsrate von Digitoxin und Digoxin in der gleichen Klinik oder in der gleichen Praxis zu messen. Das ist aber einfach nicht möglich, da ich einen 40jährigen digitalisbedürftigen Patienten normalerweise mit Digoxin behandele, wenn er keine Nierenfunktionsstörungen hat, einen 80jährigen Patienten aber mit Digitoxin. Insofern habe ich niemals vergleichbare Gruppen. Ich kann es auch von meinem ärztlichen Standpunkt aus nicht vertreten, einem 80jährigen, nur um eine Vergleichsstudie machen zu wollen, Digoxin zu geben, wenn ich der Meinung bin, mit Digitoxin besser zu liegen.

Seit 1977 gibt es etwa 4 oder 5 neuere Untersuchungen, die ebenfalls zeigen, daß die Intoxikationsrate fast die gleiche geblieben ist. Entweder haben wir nichts dazugelernt, oder es ist eben doch schwieriger, niereninsuffiziente, alte Patienten mit Digoxin zu behandeln als mit Digitoxin. Für die 96 oder 94 %, die außerhalb der Kliniken digitalisiert werden, ist es noch eklatanter, da der Praktiker nicht die Zeit hat, jede Woche seine Patienten kommen zu lassen, um den Digitalisspiegel und vor allen Dingen das Serumkreatinin zu prüfen. Dieses sagt oft, gerade bei alten Patienten, die ein niedriges Körpergewicht haben, gar nichts aus. Obwohl das Serumkreatinin normal ist, liegt bei solchen Patienten die Clearance bei 30 ml/min oder 20 ml/min. Insofern hat es der Praktiker sicherlich sehr viel einfacher, wenn er Digitoxin bei alten Patienten gibt, denn diese Patienten braucht er nicht so häufig zu überwachen.

Ferner ist die Funktionseinschränkung der Niere nicht konstant, sondern verändert sich im Laufe der Jahre und Monate. Man muß also immer wieder die Dosis an die Nierenfunktion anpassen, wenn man mit Digoxin behandelt. Das aber entfällt bei Digitoxin, das unabhängig von der Nierenfunktion ausgeschieden wird. Ich meine, hier liegt eben der Vorteil und damit die Domäne des Digitoxins.

Maier, Kiel:

Ich möchte noch einen anderen Patientenkreis kurz ansprechen, wo ebenfalls, nach meiner Ansicht, die Indikation für Digitoxin inzwischen eindeutig ist, nämlich ältere Patienten, die vor einer größeren Operation digitalisiert werden. Dies ist eine Indikation, die sicherlich umstritten ist, sich aber in vielen Fällen doch aus anaesthesiologischer Sicht als sinnvoll erwiesen hat. Sowohl intra- wie postoperativ kommt es, selbst wenn es nicht zu einem Anstieg des Serum-Kreatinins führt, immer zu einer Verschlechterung der Kreatinin-Clearance. Ich könnte Ihnen Dokumentationen von Patienten zeigen, vor allem älterer Patienten, die nach längeren Oberbaucheingriffen unter Digoxin toxische Werte aufwiesen und teilweise dann auch intensiv-therapeutisch behandelt werden mußten. Wir haben im Bereich der gesamten Chirurgie fast vollständig auf Digitoxin umgestellt und seither praktisch keine Probleme mehr beobachten können.

Schulz, Lübeck:*

Ich habe eine Bemerkung zu dem Vortrag von Herrn Kuhlmann. Sie haben sich selbst die Frage vorgelegt, warum wohl Digitoxin, obwohl es zu mehr als 90 % an Plasma-Albumine gebunden wird, keine oder eben nur geringe Pharmaka-Interaktionen zeigt. Sie haben Kriterien wie hohe Plasmaproteinbindung, geringe therapeutische Breite, kleines Verteilungsvolumen genannt, die in diesem Zusammenhang diskutiert werden müssen, und Sie haben sich dann in ihrer Erklärung zurückgezogen auf das kleine Verteilungsvolumen, was möglicherweise richtig ist. Aber Sie haben einen Punkt nicht beachtet, welcher auf Arbeiten aus dem biomedizinischen Zentrum in Uppsala zurückgeht. Dort fand man sehr differenzierte Plasmabindungsstellen des Humanalbumin für verschiedene Pharmakagruppen. Dabei zeigt sich, daß die Digitalispräparate ganz andere Bindungsstellen aufweisen als z.B. saure, anionisch gebundene Pharmaka. Aufgrund der Natur der Plasmaproteinbindung ist also eine Interaktion der Digitalispräparate mit sauren Pharmaka nicht zu erwarten.

Kuhlmann, Würzburg:

Das habe ich unterlassen zu erwähnen. Ich danke Ihnen für Ihre Bemerkung.

Rietbrock, Frankfurt:

Sind noch weitere Diskussionsbemerkungen? Das ist nicht der Fall. Ich darf mich noch einmal recht herzlich bei den Referenten und Diskussionsrednern bedanken und schließe die Veranstaltung.

Anmerkung

* Dieser Diskussionsbeitrag ist von Kuhlmann nachträglich in den Text eingearbeitet worden (s. S. 47).